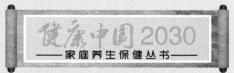

健康中国 2030
——家庭养生保健丛书——

普及健康生活，提高全民健康素养

图解 刮痧防治病

钱丽旗◎主编

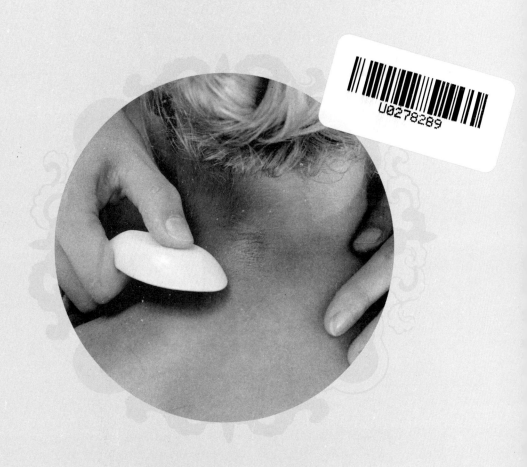

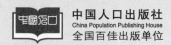

中国人口出版社
China Population Publishing House
全国百佳出版单位

图书在版编目（CIP）数据

图解刮痧防治病 / 钱丽旗主编. -- 北京：中国人
口出版社, 2018.4

（健康中国2030家庭养生保健丛书）

ISBN 978-7-5101-4813-2

Ⅰ.①图… Ⅱ.①钱… Ⅲ.①刮搓疗法—图解Ⅳ.
①R244.4-64

中国版本图书馆CIP数据核字(2017)第005307号

图解刮痧防治病

钱丽旗　主编

出版发行	中国人口出版社	
印　　刷	天津泰宇印务有限公司	
开　　本	787mm×1092mm　1/16	
印　　张	16	
字　　数	240千字	
版　　次	2018年4月第1版	
印　　次	2018年4月第1次印刷	
书　　号	ISBN 978-7-5101-4813-2	
定　　价	48.00元	

社　　长	邱立
网　　址	www.rkcbs.net
电子信箱	rkcbs@126.com
总编室电话	(010)83519392
发行部电话	(010)83530809
传　　真	(010)83518190
地　　址	北京市西城区广安门南街80号中加大厦
邮政编码	100054

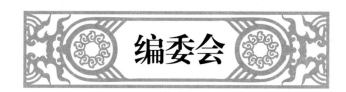

编委会

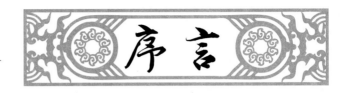

序言

　　健康，是每个国民的立身之本，也是一个国家的立国之基。健康，是民族昌盛和国家富强的重要标志，也是广大人民群众的共同追求。"没有全民健康，就没有全面小康。我们把健康列为小康的组成部分，更能体现出我们社会的文明进步。""把人民健康放在优先发展战略地位。" 当前，我国进入全面建成小康社会决胜阶段，随着经济社会的不断发展，科学技术的不断进步，人们的生活水平不断提高的同时，种种不良的生活方式也使人们越来越多地遭受到疾病的困扰。因此"要倡导健康文明的生活方式，树立大卫生、大健康的理念，把以治病为中心转变为以人民健康为中心，建立健全健康教育体系，提升全民健康素养，推动全民健身和全民健康深度融合。"我们编撰《健康中国2030家庭保健养生丛书》就是基于大健康，大卫生的理念，依据中医养生的核心——"以人为本，以和为贵"，调理身体气机的中心思想，将养生保健的科学生活习惯融入到日常的生活中。

　　中国的养生文化，已经流传了几千年，备受人们热捧。三千多年前我们祖先就已经广泛运用艾灸疗法来养生、防病治病。近年来，人们开始关注养生文化，养生保健种类日益丰富，可以说，"养生"理念已逐渐融入人们的日常生活中。

　　基于养生保健思想的日益普及，我们编写了这套养生系列丛书，其中包含20本分册，分为五个类型，分别为防治病、养生经、自疗、三分钟疗法类，传统疗法类。其中，防治病包括《图解—刮痧防治病》，《图解—艾灸防治病》，《图解—拔罐防治病》，《图解—推拿防治病》；养生经包括《图解—黄帝内经体质养生》，《图解—本草纲目对症养生》；自疗类包括《图解—颈椎病自疗》，《图解—腰椎病自疗》，《图解—常见病自查自疗》；三分钟疗法类包括《图解—三分钟足疗》，《图解—三分钟手疗》，《图解—三分钟面诊》；传统疗法类包括《图解—人体经络》，《图解—百病从腿养》，《图解—小疗法大健康》，《图解—儿童经络按摩刮痧全集》，《图解—对症按摩》，《图解—小穴位》，《图解—手足对症按摩》，《图解—特效指压疗法》。

这套丛书从各个方面为大家介绍了日常养生的相关内容，语言浅显易懂，将复杂的医学知识用平实通俗的语言表达出来，方便读者理解。同时本书采用图解形式，配了大量插图，帮助认识各个疾病以及穴位的特点、疗法功效。读完本套丛书，你便能掌握一些基本养生知识和常用对症治病的疗法，并灵活加以应用。

本套丛书的编写团队由多家三甲医院的权威中医专家组成，包括解放军总医院第一附属医院钱丽旗主任，中国中医科学院广安门医院倪青教授，解放军总医院窦永起教授，空军总医院马建伟教授，海军总医院李秀玉教授，北京崔月犁传统医学研究中心冯建春教授，武警总医院许建阳教授，中国中西医结合杂志社王卫霞副编审，国家食品药品监督管理局马秀璟教授，中日友好医院夏仲元教授等多位军内外知名学者，汇集了军队、地方最优质的医疗学术资源，着力打造健康类图书精品，是在军队改革新形势下军民融合、资源共享、造福人民的新创举，期冀这一系列丛书为百姓带来真正的健康福音，为健康中国建设添砖加瓦。

当然，书中难免有所纰漏，也望广大读者批评指正。

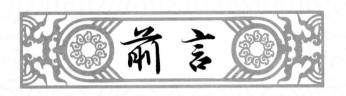

前言

刮痧是以中医经络腧穴理论为指导，通过特制的刮痧器具和相应的手法，蘸取一定的介质，在体表进行反复刮动、摩擦，使皮肤局部出现红色粟粒状，或暗红色出血点等"出痧"变化，从而达到活血透痧的作用。因其简、便、廉、效的特点，临床应用广泛，适合医疗及家庭保健。具有醒神救厥、解毒祛邪、清热解表、行气止痛、健脾和胃的效用。

作为中国的传统治疗手法，刮痧在民间的流传很广，据传在远古时期，人类发现当石头在烘烤热刺激身体时，可以治疗肿毒风湿等疾病，这种方法在后来形成了砭石治病法，这就是刮痧治病的起源。发展到今天，刮痧疗法已成为一种能运用于多种疾病的自然疗法，并且有着悠久的中医历史记载。早在明代医学家张凤逵的《伤暑全书》中，对于痧症这个病的病因、病机、症状都有具体的描述。他认为，毒邪由皮毛而入的话，就可以阻塞人体的脉络，阻塞气血，使气血流通不畅；毒邪由口鼻吸入的时候，就阻塞络脉，使络脉的气血不通。运用刮痧疗法，将刮痧器皿在表皮经络穴位上进行刮治，直到刮出皮下出血凝结成象米粒样的红点为止，通过发汗使汗孔张开，痧毒(也就是病毒)随即排出体外，从而达到治愈的目的。

刮痧这一目前应用较为广泛的自然疗法，所涵盖的相关内容也具有丰富而综合的特点。如刮痧所用工具，其材质与治疗疾病类型也具有相关性，刮痧板的运用方法分类，刮痧过程中的操作要领，注意事项，不同的刮痧手法所治疗疾病的类型等，都需要我们在学习刮痧疗法的过程中进行一并系统地了解和掌握。

基于刮痧疗法越来越普及并广泛的应用，我们在借鉴并吸收了大量相关专家学者研究成果的基础上，编写了《图解刮痧防治病》一书，不仅不同疾病的刮痧治疗方法进行了细致具体的分类介绍和描述，也对刮痧有方法的有关内容进行了相关论述，系统全面，化繁为简，易于大家的了解和学习。本书分八个章节。第一章介绍了刮痧的基本知识，包括刮痧的原理，刮痧介质，刮痧治疗的运板方法等；第二章介绍了刮痧手法的速成；第三章至第八章分别介绍了不同种类疾病的刮痧疗法，包括内科疾病，外科疾病，泌尿生殖科疾病，五官科疾病，儿科疾病，皮肤科疾病。其中，每一章节都包括了我们日常常见病的分类，且图文结合，一目了然，便于大家学习应用。

　　望大家通过阅读此书，对刮痧的相关内容有一个具体深入的了解，并能学以致用，对相关疾病进行日常的防治和治疗，消除对刮痧的不当误解，正确运用刮痧疗法达到防治相关疾病的目的。鉴于编写时间仓促等原因，书中难免出现纰漏之处，望广大读者批评指正。

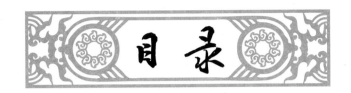

目 录

第四章 外科疾病 124

第五章　泌尿生殖科疾病　153

第八章 皮肤科疾病 230

第一章

刮痧基本知识

第一节

刮痧的原理和作用

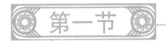

　　刮痧是以中医脏腑经络学说为理论指导，集针灸、按摩、点穴、拔罐等非药物疗法之所长，用水牛角为材料做成刮痧板，配合香蔓刮痧疏导油进行的一种自然疗法，对人体有活血化瘀、调整阴阳、舒筋通络、排除毒素、行气活血等作用。它的保健和治疗作用主要有以下一些特点：

● 预防保健作用：

　　刮痧疗法的作用部位是体表皮肤，而皮肤是机体暴露于外的最表浅部分，直接接触外界，且对外界气候环境等变化起适应与防卫作用。皮肤之所以具有这些功能，主要依靠机体内卫气的作用，卫气调和，则"皮肤渊柔，腠理致密"。健康人常做刮痧（如取肾俞穴、足三里穴等）可增强卫气，卫气强则护表能力强，外邪不易侵表，机体自可安康。若外邪侵表，出现恶寒、发热、鼻塞、流涕等表征，及时刮痧（如取肺俞穴、中府穴等）可将表邪及时祛除，以免表邪侵入五脏六腑而生大病。

● 治疗作用：

　　◇（1）活血化瘀。刮痧可调节肌肉的收缩和舒张，使组织间压力得到调节，以促进刮拭组织周围的血液循环，增加组织流量，从而起到活血化瘀、祛瘀生新的作用。

◆（2）调整阴阳。刮痧可以改善和调整脏腑功能，使脏腑阴阳得到平衡。如肠道蠕动亢进者，在腹部和背部等处使用刮痧手法使亢进者受到抑制而恢复正常；反之，肠道蠕动功能减退者，则可促进其蠕动恢复正常。

◆（3）舒筋通络。刮痧能放松紧张的肌肉，消除肌肉疼痛，这两方面的作用是相通的。如果使紧张的肌肉得以松弛，则疼痛和压迫症状也可以明显减轻或消失，同时有利于病灶修复。

◆（4）信息调整。人体的各个脏器都有其特定的生物信息（各脏器的固有频率及生物电等），当脏器发生病变时，有关的生物信息就会发生变化，而脏器生物信息的改变可影响整个系统乃至全身的功能平衡。而刮痧疗法就可以通过刺激体表的特定部位，产生一定的生物信息，通过信息传递系统输入到有关脏器，对失常的生物信息加以调整，从而对病变脏器起到调整作用。

◆（5）排除毒素。刮痧过程可使局部组织形成高度充血，血管神经受到刺激使血管扩张，血流及淋巴液流动增快，吞噬作用及搬运力量加强，使体内废物、毒素加速排除，组织细胞得到营养，从而使血液得到净化，增强全身抵抗力，进而减轻病势，促进康复。

◆（6）行气活血。气血的传输对人体起着濡养、温煦等作用。刮痧作用于肌表，可以使经络通畅、气血通达，则瘀血化散，局部疼痛得以减轻或消失。

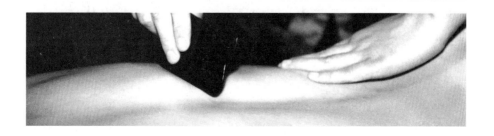

第二节

刮痧的工具

在古代，铜钱、汤勺、嫩竹板都做过刮痧工具，现如今一般都用刮痧板来进行刮痧，常见的刮痧板有牛角刮痧板和玉质刮痧板两类。

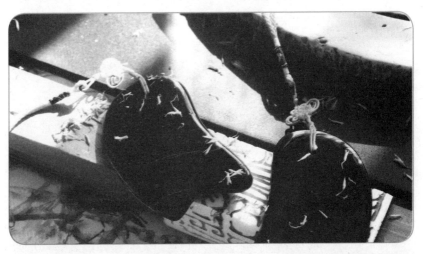

广泛地说，凡是边缘圆钝、质地较硬，但不会对皮肤造成意外损伤的物品都可用来刮痧，如家庭中的汤匙、瓷碗边儿、梳子背儿等都是可就地取材的工具。在古代，石器、陶器、苎麻、硬币都曾充当过刮痧的工具。但是，如果长期使用或作为治疗工具，还是用正规一些的刮痧板比较好。现主要的刮痧工具就是刮痧板。刮痧板一般为长方形，边缘较为光滑，四角为钝圆。刮痧板的两个长边，一边厚，一边薄。薄的那一面常用于人体平坦部位，厚面适合进行按摩保健刮痧，刮痧板的角适于在人体凹陷部位刮拭。根据刮痧板的材质不同，分为不同类别的刮痧板，中国传统医学认为，犀牛角或是牛角最好，玉、石次之，瓷片亦好，塑料不宜。

目前在市面上可以看到各种形状的刮痧板，集多种功能的刮痧梳，主要有水牛角制品和玉制品。刮痧板选用天然水牛角为材料，对人体肌表无毒性刺激和不良化学反应，而且水牛角味辛、咸、寒。中医认为，辛可发散行气、活血润

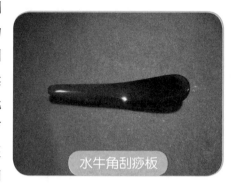

水牛角刮痧板

养，咸可软坚润下，寒可清热解毒。因此用水牛角质地的刮痧板可达到发散行气、清热解毒、活血化瘀的作用。此外，水牛角刮痧板质地坚韧，光滑耐用，其药性与犀牛角相似，不过药力稍逊，但犀牛为保护动物，常常作为犀牛角的代用品。

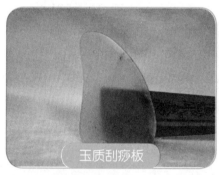

玉质刮痧板

中医认为，玉性味甘平，入肺经，能够润心肺，清肺热；玉具则有清音哑、止烦渴、定虚喘、安神明、滋养五脏六腑的功效，是具清纯之气的良药，可避秽浊之病气。因此，玉质刮痧板有助于行气活血、疏通经络而无副作用。

不管是水牛角质地的还是玉制品，刮拭完毕后，都应该将刮痧板用肥皂水清洗擦干或用酒精擦拭消毒。最好固定专人专板使用，避免发生交叉感染。如果水牛角刮板长时间受潮、长时间浸泡、长时间暴露在干燥的空气中，都会发生裂纹而影响其使用寿命。因此，每次刮痧完毕后都要洗净然后立即擦干，最好放在塑料袋或皮套内保存。玉质板在保存时应避免磕碰而发生破损。

第三节

刮痧介质

刮痧的介质其实就是刮痧用的润滑剂，有两方面的作用，一方面是增加润滑度，减少刮痧阻力，避免刮痧时刮伤皮肤；另一方面刮痧润滑剂具有一定的药物治疗作用，可以增强刮痧的功效。

● 明清以前刮痧常用的介质是香油、食用油、酒、猪脂、水或药汁等，现在比较常用的刮痧介质有以下几种：

◆ (1) 冬青膏：冬青膏是把冬绿油（水杨酸甲酯）和凡士林按1：5的比例来调成的。多用于一切跌打损伤的肿胀、疼痛以及陈旧性损伤和寒性病证的刮痧治疗。

◆ (2) 白酒：刮痧时一般选用浓度较高的粮食白酒或药酒。多用于损伤疼痛、手足痉挛、腰膝酸软等病症的刮痧治疗，值得一提的是，对发热病人还具有降温的功效。

◆ (3) 麻油：即从胡科植物脂麻种子榨取的脂肪油，也叫做"胡麻油"、"香油"。多用于久病劳损、年老体弱者及婴幼儿等的刮痧治疗。

◆ (4) 鸡蛋清：把生鸡蛋一头磕开一个小口，将蛋清倒出。多用于热病、手足心热、烦躁失眠、嗳气吐酸等病症的刮痧治疗。

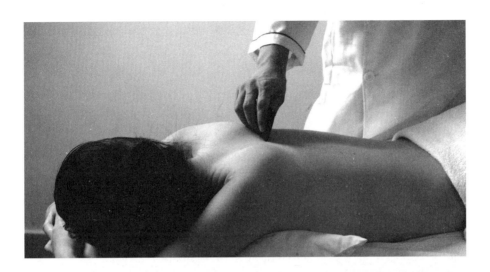

◆（5）刮痧活血剂：　以天然植物油为原料，经提炼、浓缩调配而成，具有活血化瘀，促进血液循环、扩张毛细血管、促进出痧等作用。主要成分是当归、川芎、赤芍、红花、桃仁、乳香、穿山甲等。主要用于痛证的刮痧治疗。

◆（6）薄荷水：　把新鲜的薄荷叶泡在水里1天后，去渣取汁。多用于发热或局部红肿等病。

◆（7）扶他林：　是一种比较常用的镇痛抗炎乳胶剂，强效镇痛抗炎药物双氯芬酸二乙胺含量丰富。多用于运动性损伤、腰酸背痛、肩周炎、类风湿性关节炎、骨关节炎等病症的刮痧治疗。值得一提的是，扶他林也可以单独使用，具有抗炎镇痛的功效。

◆（8）刮痧油：　由芳香药物的挥发油与植物油提炼、浓缩而成，具有行气开窍、祛风除湿、止痛的作用。

◆（9）止痛灵：　用天然中药丹参、桃仁、血竭、蜈蚣、三七、麝香、酒精提炼而成，具有消毒杀菌、活血止痛的作用。

第四节
刮痧的适应证和禁忌

望、闻、问、切四诊，是中医诊察疾病的主要方法，儿科疾病的诊断也是根据四诊参合的病史资料进行辨证，诊断为某一性质的证候的过程。同时，由于小儿自身的生理和病理特点，小儿的四诊的运用又与大人的不同。

刮痧的最佳适应证

● （1）刮痧可强身健体，预防疾病，延缓衰老。

● （2）刮痧可治疗疼痛性疾病。比如，头痛、牙痛、各种神经痛、腰痛、腿痛、颈痛、肩痛等骨关节疾病。

● （3）刮痧可治疗一些外感病。感冒发热、咳嗽气喘、肠胃病、食欲不振、糖尿病、乳腺增生、痛经、月经不调，以及各种神经血管失调的病症。

刮痧的禁忌证

● （1）严重心脑血管疾病患者急性期、肝肾功能不全者禁止刮拭。体内有恶性肿瘤的部位，应避开肿瘤部位在其周边刮拭。

● （2）有出血倾向的病症、严重贫血患者禁止刮痧。

● （3）女性在怀孕期间、月经期间禁止刮拭腰骶部。

● （4）韧带、肌腱急性扭伤，及外科手术疤痕处，均应在3个月之后方可进行刮痧疗法。

● （5）感染性皮肤病患者、糖尿病患者皮肤破溃处、严重下肢静脉曲张局部禁止刮拭。

第五节

刮痧测体质

中医认为，气血运行的状态决定人体的健康状况。通过观察气血运行的状况可以了解肌体的健康状态。刮痧疗法可以通过刮痧过程中出痧的速度、多少及痧的色泽，还有体察刮痧板下种种不顺畅的感觉了解体内气血运行的状态。因此，全息经络刮痧不仅防病治病效果显著，而且具有诊测身体健康状况、判断体内环境寒热虚实的作用。

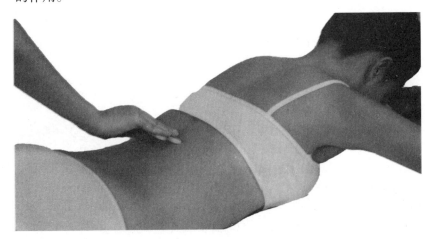

每个人刮痧时，出痧的形态、部位都会有区别；刮痧板下会有疼痛，或有不平顺，皮下或肌肉组织间有类似砂砾、米粒、花生米、蚕豆大小，甚至更大的结节样软组织，或条索状的障碍阻力，被称为阳性反应。出痧和阳性反应是经脉气血失调、先循环障碍的表现。各种痧象、阳性反应的大小、形态与病变程度、病变部位和体质密切相关。

刮痧测体质的方法

经脉气血的变化及性质会以痧象和各种阳性反应传递给我们。痧象和阳性反应是身体的信息语言。经常刮痧，观察出痧的规律和阳性反应状态，学会辨识这些信息语言，我们可以了解身体健康状况及体内寒热虚实的环境，判断体质。

痧象测体质

痧象测体质

较密集红色或紫红色痧斑

◆属中度痧象，提示经脉有中度瘀滞、缺氧，时间较短，可见于亚健康状态。

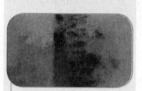

多个直径＞2厘米的较密集红色或紫红色痧斑

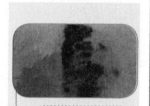

多个直径＞2厘米的暗紫色、暗青色痧斑或出现包块状，青筋样痧斑

◆属轻度痧象，提示经脉有轻度瘀滞、缺氧，时间较短，可见于无症状的亚健康状态。

◆属重度痧象，提示经脉严重瘀滞、缺氧，时间较长，可见于严重的亚健康或疾病状态。

痧象辨寒热虚实体质

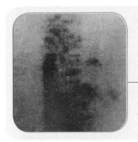

◆ 揭示体内环境偏热，多为血热证。

出痧迅速、痧象颜色鲜红、光泽度好

◆ 提示气血瘀滞的实证。

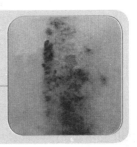

出痧迅速、色红、密集、量多

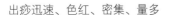

◆ 提示有经脉气血瘀滞的血瘀证迹象。

出痧迅速、痧象紫红色、密集量多

◆ 提示体内环境偏寒，多属于血瘀证兼寒证。

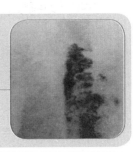

痧象青紫或青黑色

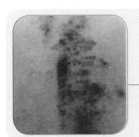

◆ 提示气血不足之虚证。

刮而有痛无痧、或出痧缓慢、色淡量少

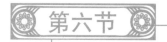

第六节
根据体质来刮痧

人体的气血运行、脏腑自我调控机制的正常发挥需要恒定的体温、阴阳平衡的内环境。体内环境失去稳定、平衡，就会出现亚健康或疾病。中医保健治病重在调理体内环境，通过纠正人体偏颇体内环境的宏观调理，达到扶正祛邪，恢复阴阳平衡，则脏腑自安，疾病自愈的目的。很多人虽被现代医学诊断为同一种疾病，但因为每个人体内环境有寒热虚实的差异，症状表现却有所区别。因此中医早就有"同病异治"的法则，并有砭、针、灸、药、按跷、导引六大技法。

中医技法各有所长：有的擅长温补，有的擅长泄热，有的擅长救急，有的擅长慢补，有的擅长祛风除湿，中药则是辨症组方。虽然刮痧能用不同的补泻手法和选穴区别兼顾补泻，对证施治，但在刮痧治疗的同时，如果能针对体内环境的寒热、虚实、湿燥、瘀滞的不同性质，选配适合的传统技法，扶正祛邪，纠正体内环境的偏颇，更可以加快疾病康复的速度，实现阴阳平衡的健康状态。

本书针对各种病症不仅提供了刮痧治疗的部位，还介绍了每个病症根据寒热虚实内环境选配刮痧搭挡的方法。如能用书中所教的方法学会辨别自己的体质，综合调理则事半功倍，获得理想的保健治疗效果。

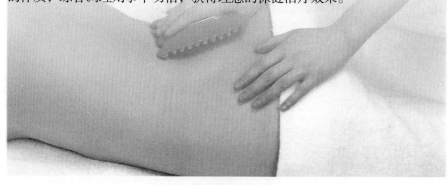

寒证体质：刮痧加艾灸

寒证指体内阳气不足，脏腑功能减弱，因体内产热不足，内环境偏寒。寒证体质为维持脏腑功能活动的正常温度，因此外围血管多呈收缩、血量减少的状态，以减少热量的散发。常出现畏寒肢冷、喜暖喜热饮热食等证候。寒证多见于久病或体质较弱的人。

寒证体质也就是阴虚体质。由于遗传因素或后天失养，饮食起居不当，或久居寒凉之处，或年老体衰阴气虚损，都可导致休内环境寒凉的寒证体质。

寒证体质刮痧加艾灸

寒证的保健和治疗要增强脏腑功能活动的动力，增加体内的温度。刮痧可以促进血液循环，激发肌体脏腑功能活动，有助于肌体产热，而寒证体质，则血流缓慢，易于凝结，出现血脉瘀滞。刮痧擅长活血化瘀，因此寒证体质首选刮痧化瘀通络。

艾灸是寒证体质最好的刮痧搭挡，艾灸疗法是身体的"温补剂"，艾灸的原材料是艾，艾具有纯阳之性，能过十二经络，调阴阳、理气血。艾条燃烧后，虽然烟气是向上走的，但看不到的"温热之气"却能向下进入穴位，通过经络传至体内，温阴补虚。当体内阳气不足，内环境寒时，在用刮痧疏通经络调理时，配合艾灸疗法温阳补虚是最佳搭挡。

体寒引起湿气盛者，刮痧加拔罐

刮痧与拔罐都会出痧，且都能清热解毒、活血化瘀。拔罐的优势在于可以祛风、散寒、除湿，拔罐是身体的"除湿器"，当体内湿气过盛时，罐体内会出现水雾，甚至水珠。当体内环境湿邪、风邪、寒邪较盛时，刮痧和拔罐就是最佳搭挡。拔罐可以使毛孔张开更大，把风邪、寒气、湿气一起吸拔出来，有快速祛风散寒除湿的效果。对于体内热量不足的阳虚体质，最好使用火罐，在驱寒的同时还可温补阳气，迅速缓解症状。

热证体质：以刮痧为主

热证与热证体质

肌体脏腑机能旺盛或亢进，导致产热过剩，或热邪偏盛导致体内环境偏热出现的一系列证候为热证，如口渴喜冷饮、口干口臭、高热汗出、声高气粗、大便干、小便黄，烦躁不安等。热证可见于疾病初期或中期正气与邪气相争的相持阶段。

如因遗传因素，素体壮实，肌体脏腑功能旺盛，自我调节能力强，当感受各种邪气后，极易在祛邪外出、正邪相争过程中体内加速产热，以及感受火热邪即会出现热证。热证有湿热、血热、热毒之分。

热证体质指平素身体强壮，当感受热邪，即使感受寒邪也极易化热的体质，这种体质的人精力旺盛，正气充足，自我调节能力和抗病能力、康复能力都比较强。一般不易生病，即使生病康复也快。

热证体质首选刮痧

热证体质，正气充足，最易适用宣泄疗法。刮痧疗法快速清热解毒、活血化瘀、疏通经络是其特点。它以出痧的形式，宣通气血，把体内积聚的热邪、毒素，通过出痧和张开毛孔的方式宣泄于体表，是热证体质保健治疗的首选。

湿热盛者，刮痧或拔罐

热证者体内兼有湿气较盛，比如有热证的同时，还伴有头重头沉、面色油污、身体沉重、大便黏滞不爽等，可以配合拔罐。拔罐的优势在于其负压的方式可以快速除湿，当体内湿气过盛时，迅速吸拔出湿邪，罐体内会出现水雾，甚至水珠；注意刮痧与拔罐不能同时进行。

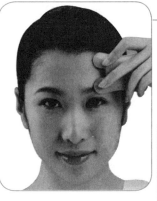

热症体质的人脸上易出油，这时首选面部刮痧，不过手法一定要轻。

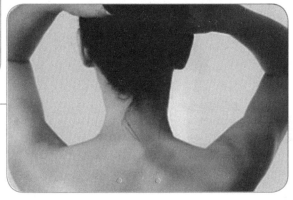

用气罐在肺俞上拔10分钟，能祛除体内的湿气。

虚证体质：刮痧加艾灸

　　"正气"是中医对人体本身健康指标的描述，有正气"足"与"不足"之分。决定正气盛衰的是人体内的精、气、血，津液足则人体自身调节控制能力强，能适应环境的变化，维持生理平衡，抗御外邪，预防疾病，或疾病发生后驱邪外出、肌体自我修复的能力强。反之则正气虚，中医说"精气夺则虚"。当肌体精、气、血、津液不足，脏腑功能衰退，自我调节能力和抗病能力减低时，即为虚证。虚证是指肌体的脏腑功能衰减，抵抗力低下，正气对于邪气的斗争以出现较剧烈的病理反映。虚证常见于慢性病气血消耗日久或虚证体质者。

　　如果先天不足，后天失调，或劳累过度，年老或久病体虚，肌体长时间处于虚证状态，即为虚证体质，又分气虚、血虚、阴虚、阳虚。

虚证体质最忌耗气伤津，所以虚证刮痧要讲究手法。刮痧疗法以快速出痧，疏通经络来达到补益气血的作用。对于气血不足的虚证，无论是气虚、阴虚、阳虚、还是血虚，当刮拭不再出痧，血脉瘀滞已经解决时，立即改用补法刮拭，适当缩短刮痧时间，延长刮痧的间隔期。不易频繁应用涂油刮痧法，而多用隔衣保健刮痧法和穴位按揉法。

虚证体质适合刮痧加按摩、艾灸

虚证体质，补法刮痧与按摩相结合是最佳搭档。因为气虚证、阴虚证、阳虚证大多都会血瘀，补法刮痧化瘀，瘀祛脉通后，配合按摩继续益气养血通脉。按摩不会出痧，能通过双手对体表的摩擦作用，让肌体有一种温热感产生，能促进血液循环和新陈代谢。与刮痧的"速通"相比，按摩通经络的速度显得缓慢一些。但是对经络穴位的按摩刺激可以激活经络脏腑功能，起到良性调节的补益效果。

虚证体质往往产热不足，当内环境偏寒时，艾灸疗法温补气血也是最佳搭档。

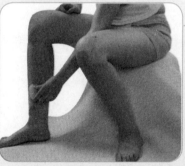

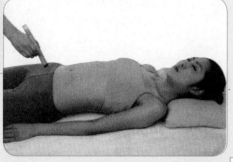

体虚的女性每天刮一次三阴交，气血双补

经常痛经的女性多由虚寒引起，艾灸关元能及时缓解

实证：刮痧加刺络、拔罐

实证

实证并不是指身体健康、壮实，而是人体发病过程中某个阶段的证候特点，因此也没有实证体质。了解实证的含义，首先要了解什么是"邪气"。"邪气"是指外界"六淫"之邪，即风寒暑湿燥火，以及细菌病毒、情志所伤、瘀血等致病因素和不良的生活习惯与人体"正气"相搏，会扰乱人体生理功能，损伤人体"正气"，导致发病。邪气有"盛""衰"之分。中医说"邪气盛则实"，实证是指邪气过盛、脏腑功能亢盛所表现的证候。当病邪有余而人发病多见人体机能代谢活动增强以抵抗病邪时，即是实证。实证是指致病邪气的毒力和机体的抗病能力都比较强，或者邪气虽盛而肌体的正气未衰，能积极抗邪，正邪相争，斗争剧烈。实证常见于体壮之人，或疾病初期。体壮之人发病多见实证。体弱之人发病可有短期的实证证候，但持续时间不会长，多为虚实兼有。湿热证、血热证是典型的实证，痰湿证、血瘀证多为虚实兼有。

实证刮痧加刺络、拔罐

实证因正气尚足，适宜快速祛邪。当火热、湿热、痰饮、瘀血等致病因素积累体内导致邪气盛而正气不虚时，刮痧清热解毒、活血化瘀，可快速驱除各种邪气。因此实证首选刮痧。

当血瘀之邪阻塞经络时，适合用刺络疗法快速活血化瘀。刺络与刮痧疗法不同的是刺络疗法出血量多，更可以进行深层次的活血化瘀，对血瘀体质预防心脑血管病的效果显著。对于血瘀特征明显的三高症有很好的预防治疗作用。但刺络疗法不可以频繁使用，而且一次的部位也不要太多，放血疗法最好是在医生的指导下或直接去医院进行，要掌握一些无菌操作的有关知识，采用专用刺络针，严格消毒，并要以血瘀的实证为前提，严格掌控放血量的多少和次数及间隔期。

当体内环境呈现湿邪、风邪、寒邪较盛的实证时，如湿热证、痰湿证、风热证、风寒证，刮痧和拔罐就是最佳搭挡。拔罐可以使毛孔张开更大，把风邪、寒气、湿气一起吸拔出来了，有快速祛风散寒除湿的效果。

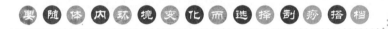

要随体内环境变化而选择刮痧搭档

人体阴阳平衡是相对的，在正气和邪气的斗争过程中，人体的自我调节能力会调动体内的正能量抵御邪气，还会借助于各种养生方法和各种治疗方法战胜邪气，双方在较量过程中，各自的力量在斗争中不会是固定不出现增减的变化。因此体内环境也会随之出现寒热虚实的转变，其变化规律一般会有以下几种情况：

◆1　正气充足而邪气不盛，则正气能战胜邪气，人体能通过自我调节，保持阴阳平衡状态，不会生病。

◆2　邪气增长亢盛，则正气慢慢消耗、虚损，疾病加重，人体逐渐虚弱，出现邪气偏盛的虚寒证、血瘀证、痰湿证等。

◆3　邪气盛会消耗正气，肌体随即出现虚、实两种病理状态及证候反应，这就是正邪相争的相持阶段，由于气血变化复杂，会出现寒热偏颇的湿热证、实热证等，或其他虚实夹杂证候。

◆4　正气增长旺盛，邪气消退、衰减，恢复阴阳平衡，肌体康复。

◆5　保健、治疗的过程中，一定不可以从始至终采用一种方法，一个部位调理。要根据正邪的变化，随时判断体内的寒热虚实，变化调理经穴，选择适宜的疗法，目的就是扶正祛邪，加快康复的速度。

第七节

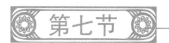

刮痧操作要领

掌握了下面的刮拭要领，能减轻刮拭过程中的疼痛，增加舒适感，明显提高刮痧治疗效果，确保刮痧治疗的安全性。

● 刮拭角度

一般刮痧板与刮拭方向皮肤间的夹角应小于45度，在疼痛敏感的部位，最好小于15度。

● 按压力

刮拭过程中要始终保持向肌肤深部的按压力。这样才能将刮拭的作用力传导至深层组织，若只在皮肤表面摩擦，不但没有治疗效果，还会形成表皮水肿。气血不足的体质、病证和骨骼凸起、皮下脂肪少的部位、大血管所在处，按压力应适当减轻。

● 刮拭速度

刮拭时要匀速、用力均匀。刮拭速度过快，用力不均匀，均会使疼痛感加重。

● 刮拭长度

一般以穴位为中心，总长度约8~15厘米（3~5寸），以大于穴区范围为原则。如果需要刮拭的经脉较长，可分段刮拭。

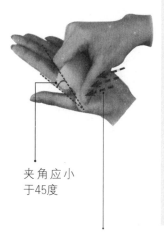

夹角应小于45度

刮拭过程中要始终保持一定按压力

● 刮拭顺序和方向

一般以自然顺序为序：先刮拭头面部，身体部位先上后下，先背腰后胸腹，先躯干后四肢，先阳经后阴经。也可以根据需要单独选择某个部位刮拭。

背腹部、四肢刮拭方向：自上而下刮（如肢体浮肿、静脉曲张、内脏下垂则从下向上刮）。

面部、肩部、胸部刮拭方向：从内向外按肌肉走向刮拭。

● 刮拭时间

一般一次刮痧治疗应在20～30分钟，体弱者还应适当缩短时间。刮拭时间长短应视具体情况而异：体质强壮者或刮拭速度慢时，刮拭时间可适当延长；反之，体弱者或刮拭速度快时则刮拭时间适当缩短些。

● 刮痧治疗间隔

刮痧治疗间隔也要视被刮拭者的体质、刮痧后的恢复情况而定，同一部位以局部皮肤痧象完全消退，疲劳和触痛感消失为准。痧的消退一般需要5～7天，快者2～3天，慢者则需要2周左右。

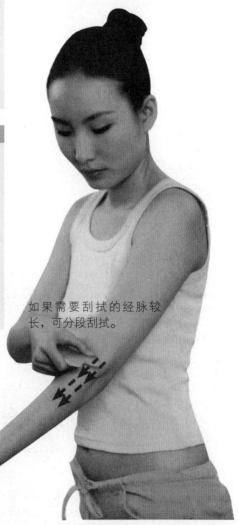

如果需要刮拭的经脉较长，可分段刮拭。

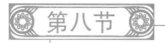

第八节
刮痧治疗的运板方法

前面我们在"刮拭要领"中提到过刮痧板的角度、刮痧的按压力和刮拭速度，这些都与刮痧握板和运板方法有很大关系。

握板方法

正确的拿板方法是把刮痧板的长边横靠在手掌心，大拇指和其他四个手指分别握住刮痧板的两边，刮痧时用手掌心的部位向下按压。单方向刮拭，不要来回刮。刮痧板与皮肤表面的夹角一般为30～60度，以45度应用的最多，这个角度可以减轻刮痧过程中的疼痛，增加舒适感。

身体平坦部位和凹陷部位的刮拭手法不同，持板的方法也有所区别。但是无论什么手法，手指末端离刮痧板接触皮肤的部位越近，刮拭越省力，效果越好。

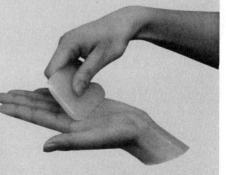

刮痧板与皮肤45度夹角最为常见。

手指末端离刮痧板接触皮肤的部位越近，效果越好。

运板方法

刮痧时，根据身体各部位的解剖形态和治疗的需要，运板方法可归纳为基本运板方法与特殊运板方法两类。

● 基本运板方法

面刮法

将刮痧板长边的1/2或整个长边接触皮肤，刮痧板向刮拭的方向倾斜，自上而下或从内到外均匀地向同一方向直线刮拭，每次有一定的刮拭长度。刮痧板倾斜的角度一般是30～60度，45度夹角最常用。此方法适用于身体平坦部位的刮拭。

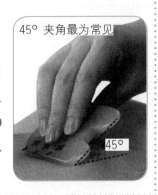

45°夹角最为常见

45°

拍打法

将刮痧板长边的1/2或整个长边接触皮肤，刮痧板向刮拭的方向倾斜，自上而下或从内到外均匀地向同一方向直线刮拭，每次有一定的刮拭长度。刮痧板倾斜的角度一般是30～60度，45度夹角最常用。此方法适用于身体平坦部位的刮拭。

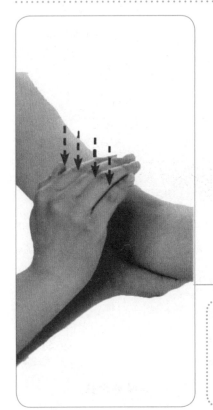

弯曲的指掌与肘窝和膝窝完全接触，称为实拍；指掌弯曲弧度增大，手掌中间不接触皮肤，称为空拍。空拍与实拍作用相同，空拍法可以减轻疼痛。

厉刮法

将刮痧板角部与穴区垂直，刮痧板始终不离皮肤，并施以一定压力做短距离（约1寸长）前后或左右摩擦刮拭。这种方法适用于较小的全息穴区和头部单穴刮拭。

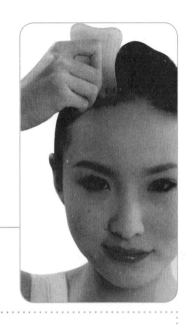

刮痧板的角部与穴区要垂直

角刮法

◆单角刮法：用刮痧板的一个角在穴位自上而下刮拭，刮痧板向刮拭方向倾斜45度。

◆双角刮法：用刮痧板凹槽处的两角部同时刮拭，称为"双角刮法"，如将刮痧板凹槽骑跨在突起的部位上（比如脊椎、鼻梁、下颌边缘等处），双角同时刮拭脊椎棘突两侧或鼻两侧的部位。

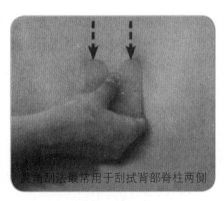

双角刮法最常用于刮拭背部脊柱两侧

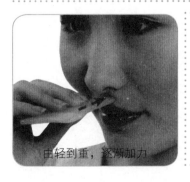

由轻到重，逐渐加力

点按法

将刮痧板角部与穴位呈90度垂直，向下按压，由轻到重，逐渐加力，片刻后迅速抬起，使肌肉复原；多次重复，手法连贯。适用于人中、膝眼等处穴位。

按揉法

◆平面按揉法：用刮痧板角部的平面以小于20度按压在穴位上，做柔和、缓慢的旋转运动，刮痧板角部平面始终不离开接触的皮肤，按揉压力应渗透至皮下组织或肌肉。适用于合谷、足三里、内关以及手足全息穴区和其他疼痛敏感点。

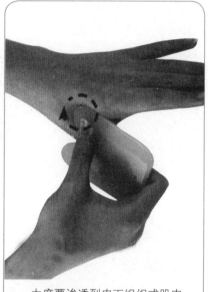

◆垂直按揉法：将刮痧板的边缘以90度垂直按压在穴位上，做柔和、缓慢的旋转或上下、左右移动，刮痧板始终不离开所接触的皮肤。适用于骨缝部的穴位和第2掌骨桡侧全息穴区。

力度要渗透到皮下组织或肌肉

疏理经气法

沿经脉的循行部位，用刮痧板长边自上而下循经刮拭，用力均匀、平稳、连续不断。一次刮痧面宜长，一般用于上、下肢或背部分段刮痧完毕后，从肘、膝关节部位一直刮到指、趾尖或从颈椎处一直刮到腰椎以下。

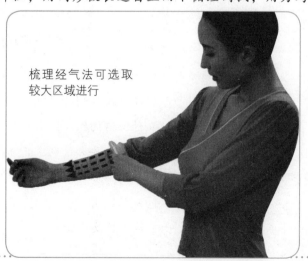

梳理经气法可选取较大区域进行

● 特殊运板方法

平刮法

　　操作方法与面刮法相似，只是刮痧板向刮拭方向倾斜的角度小于15度，刮拭速度缓慢。平刮法可以减轻疼痛，适合刮拭身体较敏感部位，如面部、胸胁部、脏腑器官体表投影区等。

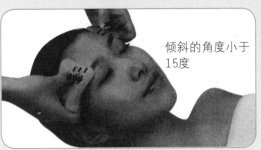

倾斜的角度小于15度

揉刮法

　　以刮痧板平面及整个长边接触皮肤，角度小于15度，均匀、缓慢、柔和地作弧形旋转刮拭。揉刮法可以减轻疼痛，多用于刮拭平坦的背部或疼痛敏感点，以及柔软的腹部保健刮痧和消除结节、疼痛等阳性反应。

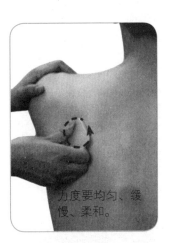

力度要均匀、缓慢、柔和。

推刮法

　　以刮痧板整个长边接触皮肤，刮痧板向刮拭的方向倾斜，角度要小于45度（面部刮痧时要小于15度），自上而下或从内向外均匀的同一方向缓慢直线刮拭，推刮法比平刮法按压力要大、刮拭速度要慢，每次刮拭距离要短。常用于面部、表投影区、腰背肌部位和疼痛区域的刮拭，有利于发现和消除刮痧板下的不平顺、结节等阳性反应物。

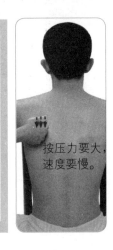

按压力要大，速度要慢。

刮痧治疗的补泻手法

中医认为"百病之生，皆有虚实"，中医治疗就是通过"实则泻之，虚则补之"来调整虚实，阴阳平衡。原则上实证刮痧时要用泻法，虚证要用补法。可是纯虚证或纯实证较少，而最多的还是虚实夹杂之证，所以刮痧中运用最多的还是平补平泻法。另外泻法刮拭速度过快会增加疼痛，在刮痧时即使遇到实证患者，仍采用速度慢、按压力大的平补平泻的手法以减轻疼痛。更重要的是一定要了解刮痧疗法的特殊性：即刮痧的补泻手法不完全等同于补泻作用，因为即使应用平补平泻之法，但是刮拭时间过长或出痧过多，对于体质虚弱者一样会有宣泄过度、损伤正气的效果。

● 刮痧的补泻手法

刮痧的补泻手法是通过刮拭的速度，按压力的大小和刮拭时间长短决定的。

● 补法　刮拭按压力小，速度慢，刮拭时间短，适用于久病、重病、体弱、虚证患者。

● 泻法　刮拭按压力大，速度快，刮拭时间长，此法原则上适用于年轻体壮、新患病、患急病或实证者，但因会增加刮拭时的疼痛感而实际很少应用。

● 平补平泻法　刮拭按压力适中，速度不快不慢是补和泻手法的结合，刮拭时间也介于补法和泻法之间，适用于虚实兼见证的治疗或正常人保健。按压力大、速度慢的刮拭手法，也属于一种平补平泻的手法，常用于体质强壮的实证患者。

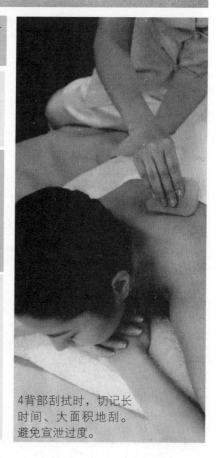

4背部刮拭时，切记长时间、大面积地刮。避免宣泄过度。

刮痧适当宣泄有补益效果

刮痧本身就是宣泄疗法——使毛孔开启，泄出痧毒；所以无论用何种手法，本质上都是在宣泄病气、排毒化瘀，是在起着泻的作用。但在刮痧过程中，经脉得到了疏通，细胞补充了氧气和营养物质，又有明显的补益效果。所以刮痧的作用特点是以宣泄的方式实现补益的效果，即"以泻为补"，"以通为补"，特别适合现代人体内气血瘀滞较多的体质特点。

正因为刮痧是种宣泄疗法，无论应用哪种手法，如大面积、长时间刮拭，毛孔开泄，出痧过多，也会宣泄过度，正气消耗过多，不利于肌体健康。所以刮痧疗法对刮拭时间、部位有严格的要求，每次刮拭的部位不可过多，时间不可过长。

两种刮痧方法

刮痧防病治病有两种方式，一种是涂刮痧油刮拭法，另一种是不涂刮痧油刮拭法。

● 不涂刮痧油刮拭法

● 补法 保健刮痧法，刮拭时间短，直接在皮肤上或隔衣刮拭，不用涂刮痧油。有激发经气运行，疏通经络，舒筋活血的作用。刮至局部潮红或有微热感即可，可以天天刮拭，无时间要求和间隔之说。头部、手掌、足底等部位可直接在皮肤上刮拭，其他部位可隔衣刮。适合病情轻者以及需要每天刮拭促进健康者。

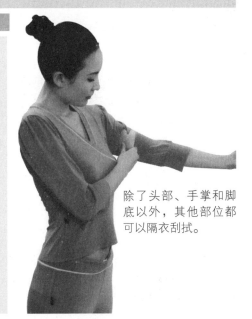

除了头部、手掌和脚底以外，其他部位都可以隔衣刮拭。

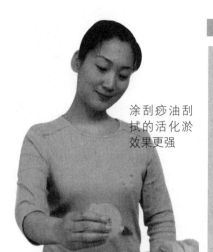

涂刮痧油刮拭的活化淤效果更强

● 涂刮痧油刮拭法

● 治疗刮痧法，在适合需要活血化瘀，寻找或消除阳性反应的部位刮拭。清洁皮肤后，在相应部位涂适量刮痧油，直接在皮肤上刮拭。每个部位刮至出痧或毛孔开泄为宜。同一部位须痧消退后再进行第2次刮拭。这种方法适用于改善亚健康症状、各种疾病的治疗或定期清洁体内环境，保健脏腑。

两种刮拭方式在操作步骤上的区别就是是否需要涂刮痧油，所以下面仅以涂刮痧油刮拭法为例，说明刮痧的基本步骤。本书介绍的刮痧操作，无特别说明均是涂刮痧油刮拭法。

刮痧操作步骤

1 选择合适室温

● 以空气新鲜、冷暖适宜的室内环境为宜，室温不低于20℃。室温过高时应避免空调或风扇的冷风直流。

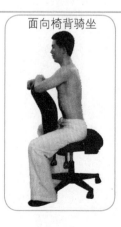

面向椅背骑坐

2 选择刮痧体位

保证被刮者刮拭部位肌肉放松，能否持久配合是选择体位的原则。

● 坐位　正坐位适合自我刮痧，刮拭除背部以外的任何部位。请他人刮拭背部位，最好面向椅背骑坐，双臂放在椅背上，使其身体有所依靠，或侧从。

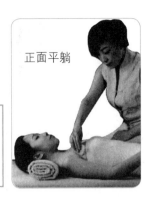

正面平躺

2 选择刮痧体位

●仰卧　仰卧位适合刮拭前头部、头顶部、面部、胸、腹部、下肢前侧等部位。

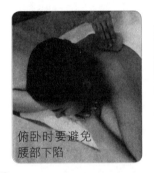

俯卧时要避免
腰部下陷

●俯卧　俯卧位适合刮拭后头部、肩、背、腰、下肢后侧等部位。应在腹部下垫一软枕，托起腹部，可避免腰部下陷而造成腰、背部肌肉紧张，影响刮拭效果和增加疼痛感。

3 选定穴区，涂刮痧油

●根据体质、病症和治疗目的，选定并充分暴露要刮拭的部位，用纸巾保护好刮拭部位下面的衣服。在刮拭的穴区处涂上刮痧油（如果是面部，涂上美容刮痧乳）。

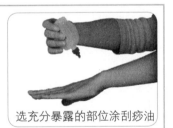

选充分暴露的部位涂刮痧油

4 刮痧操作

●手持刮痧板，先用刮痧板边缘将滴在皮肤上的刮痧油自下向上涂匀，再根据刮拭部位选择适当的刮拭方法，自上向下或由内向外多次向同一方向刮拭。

　　刮拭方向：背部、腹部和四肢都是从上向下刮拭，肩部应从颈部分别向两侧肩峰处刮拭，胸部肋骨部位从内向外刮拭。根据体质和具体刮拭部位及刮拭目的确定刮拭时间和按压力的大小。

5 结束

● 刮拭结束后，用清洁的纸巾或毛巾按压在所刮之处，擦拭干净残留油渍，迅速穿衣保暖，饮适量温开水。

刮拭后的反应

● 正常反应

● 痧象　刮痧后，可能有的部位皮肤会出现颜色不同的痧点或痧斑，有时甚至会在皮肤下深层部位触及大小不一的包块状痧，这些部位的皮肤处可能第2天才显现出深色的痧斑。这些都属于刮痧后的正常出痧现象，它们提示了不同的健康信息。

● 疼痛感　虽然通过减小刮痧板与皮肤的夹角、均匀用力、缓慢刮拭等方法可以减轻刮痧过程中的疼痛感，但疼痛感是经脉气血不通畅的标志，并不能完全消失。刮完痧后，出痧较多处或有结节等不平顺的部位，以及用力过重、刮拭过度处，1-2天之内触摸局部时，会有轻重不同的疼痛感是正常现象。

● 异常反应

● 疲劳　少数体质虚弱者如果刮痧时间过长，部位过多，会在24小时内有疲劳反应。一般不需特别处理，只要充分休息后即可恢复正常。

● 晕刮　刮痧过程中接受刮拭者出现精神疲倦、头晕目眩、面色苍白、恶心欲吐、出冷汗、心慌、四肢发凉等症状，就是发生了晕刮。晕刮的原因多为被刮者精神紧张，刮拭部位过多，手法过重，空腹或疲劳过度时刮痧所致。

晕刮的防治

1　了解刮痧，刮痧前消除顾虑和紧张心情。

2　避免在空腹、熬夜、过度疲劳时接受刮痧

3　刮痧时要选择舒适的体位和适当的手法，刮拭部位要少而精，刮拭时间不要过长。

4　刮拭过程中，发现晕刮先兆，应立即停止原来的刮拭，让发生晕刮者平躺，盖上衣被保暖，并喝杯温开水或糖水。反应较重者，立即用刮板角部点按人中，并先刮百会和涌泉，待情况好转后，继续刮拭内关、足三里。

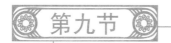

第九节
刮痧后的反应

刮痧后会出现一些"痧象",患者也会出现一些身体反应,对于这些"痧象"和反应要区别对待,遇到不正常的反应要进行及时处理和补救。

刮痧后,对于局部皮肤有微热感、出现颜色不同、形状不一的痧象等反应,患者都不必惊慌,这些都是刮痧的正常反应。而对于出现疲劳、痧象两天后仍未消退甚至当场晕刮等现象则应积极防治,这些都是刮痧出现的不良反应。

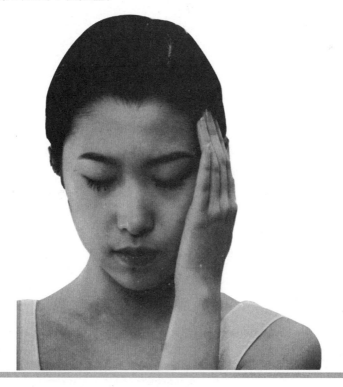

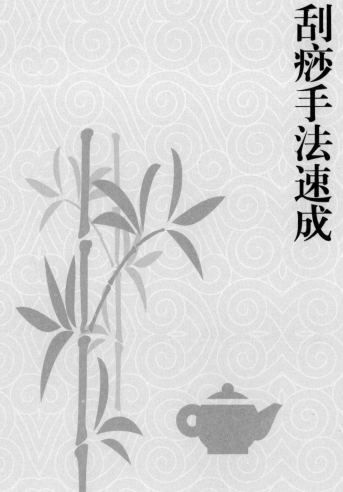

第二章 刮痧手法速成

腧穴定位法

腧穴即是穴位，"腧"有传输的含义，"穴"即孔隙的意思。所以说，腧穴就是人体经络气血输注于体表的部位。腧穴是刮痧的部位，在临床上，掌握好腧穴的定位和归经等基本知识，则可以更高效地利用刮痧来治疗疾病。

腧穴的分类

从总体上来说，腧穴可以分为十四经穴、奇穴和阿是穴三大类。

十四经穴是位于十二经脉和任、督二脉上的腧穴，简称"经穴"。十四经穴与经脉的关系密切，它不仅可以反映本经脉及其所属脏腑的病证，也可以反映本经脉所联系的其他经脉和脏腑的病证。

奇穴又称"经外奇穴"，它有固定的穴名，也有明确的位置，但它们却不能归属于十四经穴。这些腧穴对某些病证具有特殊的治疗作用。

阿是穴又称压痛点、不定穴等，其多位于病变部位的周边。这一类腧穴的特点是既无具体名称，又无固定位置。

腧穴的定位方法

骨度分寸法：这是一种以骨节为主要标志来测量全身各部大小、长短，并依其比例折算尺寸以作为定穴标准的方法。

体表解剖标志定位法：此法又称自然标志定位法，这是以人体解剖学的各种体表标志为依据来确定腧穴位置的方法。它又可以分为固定的标志和活动的标志两种。固定的标志，是指在人体自然姿势下可见的标志，比如乳头、肚脐等。找到这些标志就可以确定腧穴的位置。如脐中旁开2寸处定天枢穴等。活动的标志是指人体在做某些动作时才会出现的标志，如在耳屏与下颌关节之间微张口呈凹陷处取听宫穴等。

手指度量法：这是一种以患者手指为标准来定取穴位的方法。由于选取的手指不同，节段亦不同，所以此法又可分为以下几种：中指同身寸法，是以患者的中指中节屈曲时内侧两端纹头之间作为1寸，可用于四肢取穴的直寸和背部取穴的横寸；拇指同身寸法，是以患者拇指指关节的宽度作为1寸，适用于四肢部的直寸取穴；横指同身寸法，又名"一夫法"，是让患者将除拇指以外的其他四指并拢，以中指中节横纹处为准，四指横量作为3寸。

1 手指度量法

中医里有："同身寸"一说，就是用自己的手指作为穴位的尺度。人有高矮胖瘦，骨节自然长短不同，虽然两人同时各测得1寸长度，但实际距离却是不同的。

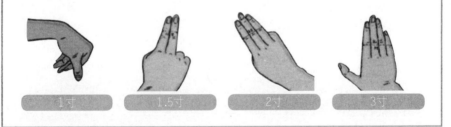

| 1寸 | 1.5寸 | 2寸 | 3寸 |

2 自然标志定位法

固定标志：如眉毛、脚踝、指或趾甲、乳头、肚脐等，都是常见判别穴位的标志。

如：印堂穴位在双眉的正中央；膻中穴位在男性左右乳头中间的凹陷处。

动作标志：必须采取相应的动作姿势才能出现的标志，如张口取耳屏前凹陷处即为听宫穴。

3 身体度量法

利用身体的部位及线条作为简单的参考度量，也是找穴位的一个好方法。

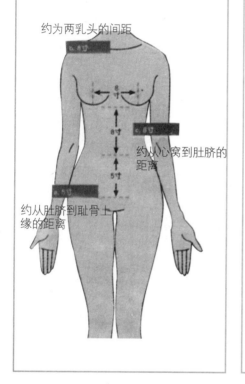

约为两乳头的间距

约从心窝到肚脐的距离

约从肚脐到耻骨上缘的距离

4 徒手找穴法

触摸法：以大拇指指腹或其他四指手掌触摸皮肤，如果感觉到皮肤有粗糙感，或是有尖刺般的疼痛，或是有硬结，那可能就是穴位所在。如此可以观察皮肤表面的反应。

抓捏法：以食指和大拇指轻捏感觉异常的皮肤部位，前后揉一揉，当揉到经穴部位时，感觉会特别疼痛，而且身体会自然地抽动想逃避。如此可以观察皮下组织的反应。

按压法：用指腹轻压皮肤，画小圈轻揉。对于在抓捏皮肤时感到疼痛再以按压法确认。如果指头碰到有点状、条状的硬结就可确定是经穴的所在位置。

刮痧方法分类

刮痧法根据刮拭的角度、身体适用范围等方面可以分为面刮法、平刮法、角刮法、推刮法、厉刮法、点按法、按揉法等。

握板法：要刮痧首先要学会正确的持板方法，也就是握板法，否则刮痧时容易疲惫且效果不佳。正确的握板方法是：刮痧板的长边横靠在手掌心，大拇指和其他四个手指分别握住刮痧板的两边，刮痧时用手掌心的部位向下按压。

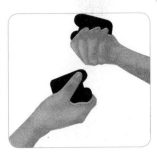

面刮法　面刮法是最常用的刮拭方法。手持刮痧板，向刮拭的方向倾斜30°～60°，以45°最为普遍，依据部位的需要，将刮痧板的1/2长边或全部长边接触皮肤，自上而下或从内到外均匀地向同一方向直线刮拭。面刮法适用于身体平坦部位的经络和穴位。

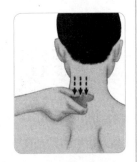

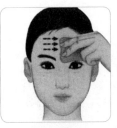

平刮法　手法与面刮法相似，只是刮痧板向刮拭的方向倾斜的角度小于15°，而且向下的渗透力也较大，刮拭速度缓慢。平刮法是诊断和刮拭疼痛区域的常用方法。

角刮法　使用刮板的角部在穴位处自上而下进行刮拭，刮板面与皮肤呈45°，适用于肩部、胸部等部位或穴位的刮痧。刮拭时要注意不宜过于生硬，因为角刮法比较便于用力，所以要避免用力过猛而伤害皮肤。

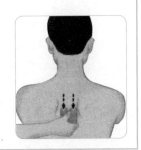

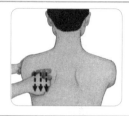

推刮法 推刮法的操作手法与面刮法大致相似，刮痧板向刮拭的方向倾斜的角度小于45°，压力大于平刮法，速度也比平刮法慢一点。

厉刮法 刮痧板角部与刮拭部位呈90°垂直，刮痧板始终不离皮肤，并施以必定的压力，在约1寸的长皮肤上做短间隔前后或左右的摩擦刮拭。这种刮拭方式主要用于头部穴位的刮拭。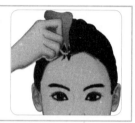

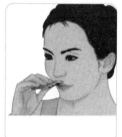

点按法 将刮痧板角部与要刮拭部位呈90°垂直，向下按压，由轻到重，逐渐加力，片刻后快速抬起，使肌肉复原，多次反复。这种方法适用于无骨骼的软组织处和骨骼缝隙、凹陷部位。要求手法连贯自如，这种手法刺激性较强，具有镇痛止痛、解除痉挛的作用，多用于实证的治疗。

垂直按揉 垂直按揉法将刮痧板的边沿以90°按垂直按揉上，刮痧板与所接触的皮肤始终不分开，做柔和的慢速按揉。垂直按揉法适用于骨缝部穴位以及第二掌骨桡侧的刮拭。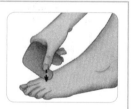

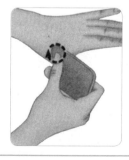

平面按揉 用刮痧板角部的平面以小于20°按压在穴位上，做柔和迟缓的旋转，刮痧板角部平面与所接触的皮肤始终不分开，按揉压力应当渗透到皮下组织或肌肉。这种刮法常用于手足全息穴区、后颈、背腰部全息穴区中疼痛敏感点的刮拭。

人体各部位的刮拭方向和顺序

整体刮拭的顺序是自上向下，先头部、背、腰部或胸、腹部，后四肢。背、腰部及胸、腹部可根据病情决定刮拭的先后顺序。基本上按照头颈部→脊柱→胸部→腹部→四肢和关节的顺序来进行刮拭。每个部位一般先刮阳经，再刮阴经，先刮拭身体左侧，再刮拭身体右侧。

◎头部

头部有头发覆盖，所以刮拭时不用涂刮痧润滑剂。可使用刮痧板薄面边缘或刮痧板角部刮拭来增强刮拭效果，每个部位刮30次左右即可，刮至头皮有发热感为宜。

头部刮痧可以改善头部血液循环，疏通全身阳气。能够有效预防和治疗中风及中风后遗症、头痛、脱发、失眠、感冒等病症。

◎面部

因为面部出痧会影响美观，所以进行面部刮痧时，手法一定要轻柔，以不出痧为度，最好使用性质柔和、渗透性能好的面部刮痧油。刮拭时通常用补法，忌用重力进行大面积刮拭。方向应该是由内向外按肌肉走向刮拭。

（1）刮拭前额部：	以前额正中线为基准分开，向两侧分别由内向外刮拭。经过的穴位包括鱼腰穴、丝竹空穴等。
（2）刮拭两颧部：	由内向外刮拭。经过的穴位包括承泣穴、四白穴、下关穴、听宫穴、耳门穴等。
（3）刮拭下颌部：	以承浆穴为中心，经过的穴位包括地仓穴、大迎穴、颊车穴等。

刮拭面部有养颜祛斑美容的功效。对眼病、鼻病、耳病、面瘫、雀斑、痤疮等颜面五官的病症有很好的疗效。

◎颈部

颈后高骨是大椎穴，为"诸阳之会"，刮拭时，用力要轻柔，应用泻法，不可用力过重，可以用刮板棱角刮拭，以出痧为度。肩部肌肉丰富，用力可以重些，从风池穴到肩髃穴，一次刮拭，中间不要停顿，一般用平补平泻手法。

（1）刮拭颈部正中线：　　从哑门穴到大椎穴。

（2）刮拭颈部两侧到肩部：　从风池穴经肩井穴、巨骨穴至肩髃穴。

刮拭颈部，具有育阴潜阳、补益正气、防止风邪侵入人体的作用。

◎背部

刮拭背部时要按照由上向下的方向，一般先刮后背正中线的督脉，然后再刮两侧的夹脊穴和膀胱经脉。应用轻柔的补法刮拭背部正中线，千万不可用力过大，以免伤及脊椎，最好用刮板棱角点按棘突之间，刮拭背部两侧时，要采用补法或平补平泻法，而且用力还要均匀，刮拭时最好一气呵成，中间不要停顿。

（1）刮拭背部正中线：　　从大椎穴至长强穴。

（2）刮拭背部两侧：　　　背部足太阳膀胱经循行路线，也就是脊背旁开1.5寸以及3寸的位置

刮拭背部主治心、肺等疾病。对预防和治疗黄疸、胆囊炎、胆道蛔虫、急慢性肝炎、肠鸣、泄泻、便秘、脱肛、痢疾、肠痈等疾病有很好的疗效。

◎胸部

胸部的刮拭方向有两种，正中线是从上向下，胸部两侧的刮拭是从

内往外。对胸部正中线进行刮拭时，用力要轻柔，宜用平补平泻法，乳头处禁刮。

（1）刮拭胸部正中线：用刮板角部自上而下刮拭，从天突穴经膻中穴向下刮至鸠尾穴。

（2）刮拭胸部两侧：从正中线由内向外刮，用刮板整个边缘由内向外沿肋骨走向刮拭，先刮左侧再刮右侧。刮拭中府穴时宜用刮板角部从上向下刮拭。

胸部主要有心肺二脏。因此刮拭胸部可防治冠心病、慢性支气管炎、支气管哮喘、肺气肿等心、肺疾病，另外还可预防和治疗妇女乳腺炎、乳腺癌等。

◎腹部

腹部的刮拭方向大致是从上往下的。但是有内脏下垂的患者在刮拭时应从下往上，以免加重病情。空腹或饱餐后禁刮，急腹症忌刮，神阙穴禁刮。

（1）刮拭腹部正中线：从鸠尾穴经中脘穴、关元穴刮至曲骨穴。

（2）刮拭腹部两侧：从幽门穴至日月穴。

腹部有肝胆、脾胃、膀胱、肾、大肠、小肠等脏腑。因此刮拭腹部可治疗胆囊炎、慢性肝炎、胃及十二指肠溃疡、呕吐、胃痛、慢性肾炎、前列腺炎、便秘、泄泻、月经不调、不孕等脏腑病变。

◎四肢

刮拭四肢时，遇关节部位不可强力重刮。对下肢静脉曲张、水肿应从下向上刮拭。皮肤如有感染、破溃、痣瘤等，刮拭时应避开。如急性骨关节创伤、挫伤之处不宜刮痧，但在康复阶段做保健刮痧可提前康复。

（1）刮拭上肢内侧部：方向是由上向下，尺泽穴可重刮。

（2）刮拭上肢外侧部：方向是由上向下，在肘关节处可作停顿，或分段刮至外关穴。

（3）刮拭下肢内侧：方向是从上向下，委中穴可重刮。

（4）刮拭下肢外侧部：方向是从上向下，从环跳穴到膝阳关穴，由阳陵泉穴到悬钟穴。

四肢刮痧可主治全身病证。如手少阴心经主治心脏疾病，足阳明胃经主治消化系统疾病。

◎膝关节

膝关节刮痧时宜用刮板棱角刮拭，刮拭关节时动作应轻柔。

（1）刮拭膝眼：刮拭前可用刮板的棱角点按膝眼。

（2）刮拭膝关节前部：膝关节以上的刮拭，从伏兔穴至梁丘穴，膝关节以下的刮拭，从犊鼻穴至足三里穴。

（3）刮拭膝关节内侧部：从血海穴刮至阴陵泉穴。

（4）刮拭膝关节外侧部：从膝阳关穴刮至阳陵泉穴。

（5）刮拭膝关节后部：从上往下刮拭，委中穴可重刮。

刮拭膝关节主治风湿性关节炎，膝关节韧带损伤、肌腱劳损等膝关节的病变，另外对腰背部疾病、胃肠疾病的治疗也有很好的疗效。

刮痧常用体位

刮痧体位就是刮痧时，接受刮痧的患者所采用的体位姿势。常见的刮痧体位有卧位、坐位、立位三种。

在进行刮痧治疗的时候，不仅要掌握一定的方法，体位也是一项重要的因素。刮拭患者不同的部位时也要采取不同的体位姿势，如坐位、卧位、俯位、仰位、侧位、屈曲位等，正确的姿势不仅能使患者在接受刮痧时比较舒适，而且还能增进刮痧的功效。

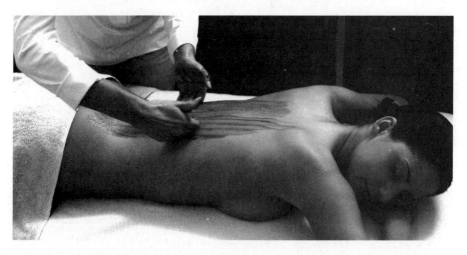

补泻原则

对不同体质与不同病症的患者要采取不同的刮拭手法，中医治疗的基本法则之一就是"虚者补之，实者泻之"，刮痧也要遵循这项法则，具体分为补法、泻法和平补平泻法三种治疗手法。在刮痧治疗中，首先要根据"扶正祛邪"或"祛邪存正"的原则，恰当地使用"补法"或"泻法"，才能充分发挥刮痧的治疗作用，收到事半功倍的疗效。

◎补法

补法是指能够鼓舞人体的正气、使人体功能恢复旺盛的方法。实行补法时要顺着人体经络的走向进行刮拭。补法在临床上主要应用于年老体弱、久病或形体消瘦的虚证患者。

◎泻法

临床上对疏泄病邪、使亢进的机能恢复正常的刮痧手法，称为泻法。主要应用于新病、急病或身体结实强壮的实证患者。

◎平补平泻法

平补平泻法介于补法和泻法之间，常用于正常人保健或虚实兼见证的治疗。一般分为三种，压力大而速度慢、压力小而速度快、压力中等速度适中。

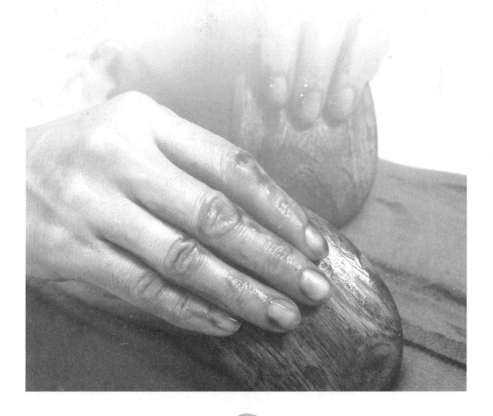

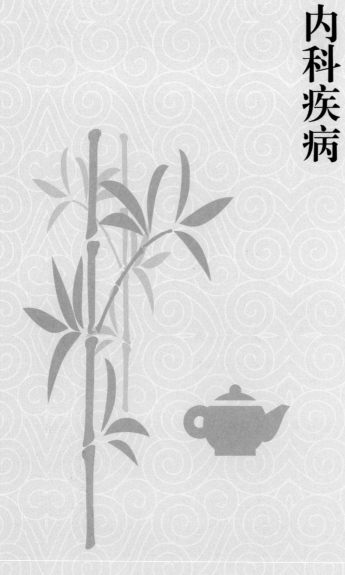

第三章

内科疾病

糖尿病

　　糖尿病是由于体内胰岛素的绝对或相对分泌不足，而引起以糖代谢紊乱为主的全身性疾病，主要症状表现为"三多一少（多食、多饮、多尿、消瘦）"。中医称之为"消渴症"。糖尿病早期常没有任何症状，只要餐后血糖值大于等于11.1毫摩尔/升；空腹血糖值，两次或两次以上大于等于7.0毫摩尔/升，都可确诊为糖尿病。糖尿病病因复杂，日久会伤及多个脏腑器官，根据中医辨证祛病的理论，"寒、热、虚、实"的体质不同，还可以配合不同的治疗保健方法，效果更好。

日常刮痧方法

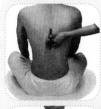

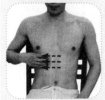

方法一　刮拭胰腺体表投影区、脊椎胰腺对应区

　　1　用面刮法和双角刮法自上而下刮拭脊椎胰腺对应区（脊椎第8胸椎至第2腰椎及两侧3寸宽的范围）。

　　2　用平刮法由内向外刮拭左胁肋部胰腺体表投影区和左背部胰腺体表投影区。

方法二　刮拭背部胰俞穴、膀胱经、腹部任脉相关经穴

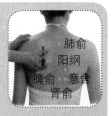

肺俞
阳纲
脾俞　意舍
肾俞

　　1　用面刮法从上向下刮拭背部双侧奇穴胰俞、膀胱经肺俞、脾俞至肾俞、阳纲至意舍。

2 用面刮法从上向下刮拭腹部中脘至气海。腹部以神阙（肚脐）为界，分上下两段刮拭。

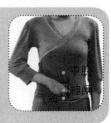

方法三 刮拭四肢相关经穴

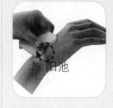

1 用平面按揉法按揉腕部阳池。

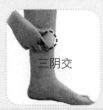

2 用平面按揉法或面刮法刮拭足三里、三阴交。并用推刮法刮拭下肢内侧糖尿病结节。

随症状加减

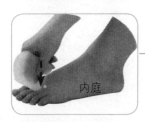

多食者 用垂直按揉法刮拭双侧内庭。

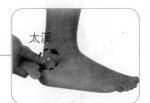

多尿者 用平面按揉法刮拭肾经太溪。

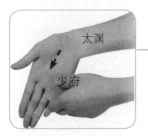

多饮者 从上向下刮拭上肢少府、太渊。

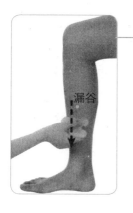

多食者　用面刮法刮拭脾经双侧漏谷。

漏谷

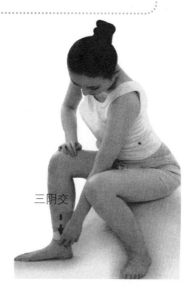

三阴交

多尿者　用面刮法刮拭肾经双侧三阴交。

辨体质配刮痧搭档

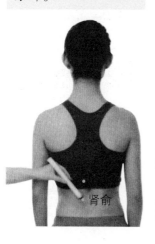

● 寒证

艾条悬提灸脾俞、肾俞各5～10分钟。

肾俞

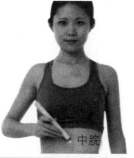

中脘

● 寒证

加温灸中脘5～10分钟。

● 虚证

加温灸中脘5～10分钟。

● 热证

在胰俞、脾俞处拔罐。

● 实证

在胰俞、脾俞处拔罐。

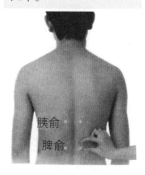

胰俞
脾俞

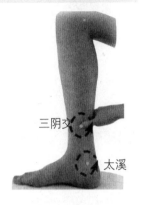

● 热证
每天按揉三阴交、太溪各3分钟。

三阴交

太溪

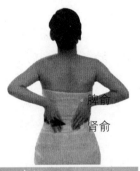

脾俞

肾俞

● 实证
每天按揉漏谷、内庭各3分钟。

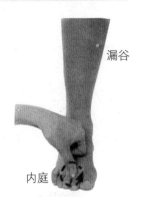

漏谷

内庭

● 虚证
让每天用双手掌摩擦肾俞、脾俞各100下。

高脂血症

高脂血症在早期无明显症状，偶尔会有头晕，疲乏无力感。有些高脂血症者可在面部、手肘、跟肌腱、膝肌腱出现黄色丘疹样脂黄瘤，手背、面颊外侧可出现老年斑。

中医认为高脂血症患者体内多痰湿、多血瘀，同时也有脾胃气虚，是典型的虚实兼有之证，早期体内环境偏热者居多。

日常刮痧方法

方法一：刮拭头部、手足相关全息穴区
▶ 1 每天以厉刮法依次刮拭额旁1带、额旁2带、额顶带中1/3段1~2次。

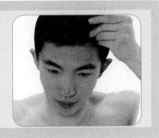

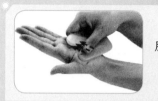

▶ 2 经常用面刮法刮拭手掌和足底心脏、肝脏、脾脏的全息穴区。

方法二 刮拭胸部、背部相关全息穴区

1 用面刮法和双角刮法从上向下刮拭背部心脏、肝脏、胰腺、脾脏的脊椎对应区。再用平刮法从内向外刮拭左背部胰腺、脾脏体表投影区、右背部肝脏体表投影区。

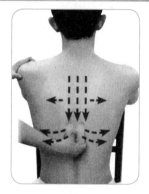

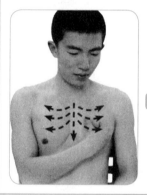

2 用单角刮法从上向下刮拭胸部正中，用平刮法从内向外刮拭左胸部心脏体表投影区、左胁肋部胰腺、脾脏体表投影区和右胁肋部肝脏体表投影区。

方法三：定期刮拭背部督脉、膀胱经、腹部任脉相关经穴

▶ 1 用按压力较大、速度慢的手法，以面刮法刮拭大椎。

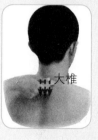

大椎

▶ 2 用面刮法刮拭背部双侧膀胱经的心俞、膈俞和脾俞至肾俞。

心俞
膈俞
脾俞
肾俞

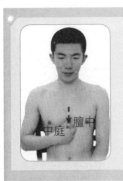

▶ 3　用单角刮法刮拭胸部膻中至中庭。

方法四　刮拭四肢相关经穴

1　以面刮法刮拭上肢腕部郄门至内关，肘部曲池。

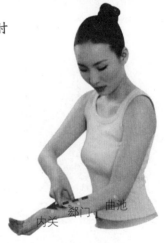

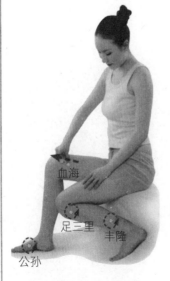

2　用面刮法刮拭下肢血海，用面刮法或平面按揉法按揉足三里、公孙、丰隆。

辨体质配刮痧搭档

● 寒证

用艾条悬提灸足三里5～10分钟。

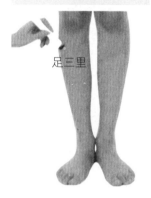

足三里

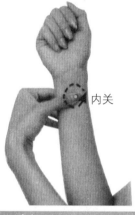

内关

● 寒证

每天按揉内关3分钟。

● 热证

在肝俞拔罐。

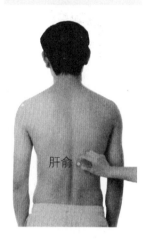

肝俞

● 虚证

每天按摩足三里、三阴交各3分钟。

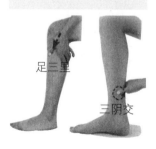

足三里

三阴交

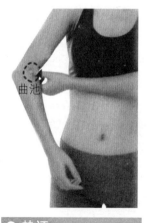

曲池

● 热证

每天按揉曲池3分钟。

● 热证

在大椎处拔罐。

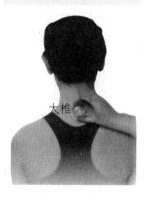

大椎

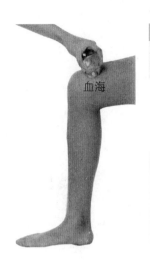

血海

● 实证

在血海处拔罐。

● 虚证

用艾条悬提灸神阙5~10分钟。

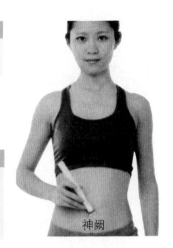

神阙

高血压

成人收缩压≥18.7千帕（140毫米汞柱），舒张压≥12千帕（90毫米汞柱），便属于高血压。高血压常伴有头痛、头晕、耳鸣、失眠、心悸、胸闷、烦躁易激动、腰腿酸软和容易疲乏等症状，长期高血压还可导致心、脑、肾器官的病变。

如果血压突然升高，身边又没有降压药，按照下面快速降压方法刮痧，能迅速缓解症状。高血压患者在药物治疗的同时，应用刮痧疗法辅助治疗，可以缓解症状，预防并发症。

日常刮痧方法

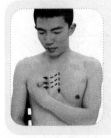

方法一　血压稳定期：刮拭心脏、肾脏全息穴区

1　以单角刮法从上向下刮拭胸部正中，以平刮法由内向外刮拭胸部心脏体表投影区，再从上向下刮拭背部心脏体表投影区。

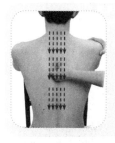

2 以面刮法和双角刮法自上而下依次刮拭心脏脊椎对应区（第4~8胸椎及两侧背肌）、肾脏脊椎对应区（第11胸椎至第3腰椎及两侧3寸宽的范围）。

方法二　血压波动期：刮拭背部、四肢相关经穴

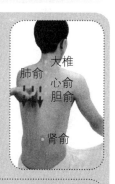

1 用面刮法先分段刮拭背部督脉大椎至长强，然后以疏理经气法疏通督脉气血。用面刮法刮拭背部双侧肺俞至心俞、胆俞、肾俞。

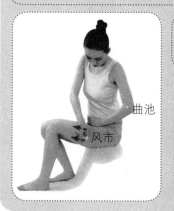

2 用面刮法从上向下刮拭双侧曲池，下肢外侧风市。

3 用平面按揉法按揉足三里，足部双侧太溪，用垂直按揉法按揉太冲。

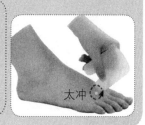

快速降压刮法

刮拭头颈部与耳部相关部位

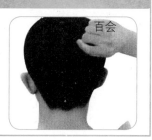

1 以面刮法从百会呈放射状向四周刮拭全头，重点刮拭百会。

2　用面刮法和双角刮法从上向下刮拭颈椎头颈部对应区。

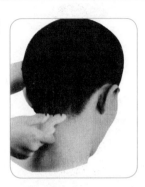

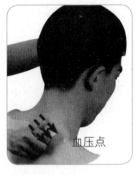

血压点

3　用面刮法和双角刮法从上向下刮拭颈椎头颈部对应区。

辨体质配刮痧搭档

● 寒证

用大拇指按揉阳池100下。

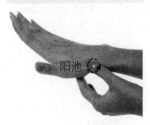

阳池

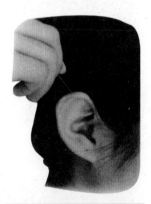

● 热证

在耳尖点刺放血。

● 实证

在耳尖点刺放血。

● 虚证

每日按摩足三里。

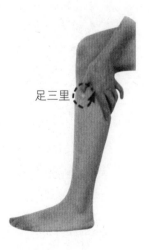

足三里

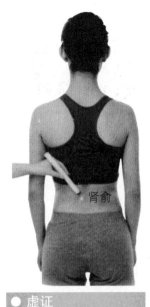

肾俞

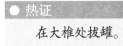

● 热证
在大椎处拔罐。

● 实证
在大椎处拔罐。

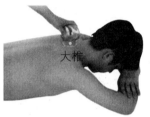

大椎

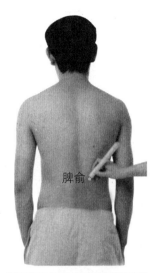

脾俞

● 虚证
用艾条悬提灸肾俞。

● 湿证
用艾条悬提灸脾俞。

低血压

收缩压低于12千帕（90毫米汞柱），舒张压低于8千帕（60毫米汞柱）为低血压。低血压常没有明显的自觉症状，部分人会感觉头晕、四肢乏力、心悸气短、易疲劳。气血不足者易患此病。低血压宜用补法刮痧，以激发经气，补益脏腑生化气血。

中医认为低血压所出现的症状是典型的气血两虚之虚证，体内环境多偏寒凉。

日常缓解低血压引起的不适

方法一：刮拭头颈部相关穴位

▶ 用补法按揉头顶百会，再用补法按揉颈部双侧血压点。

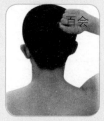
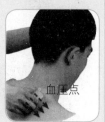

方法二　刮拭上肢和手掌心相关经穴

以平面按揉法按揉内关，并用平面按揉法按揉劳宫。

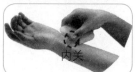

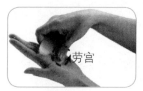

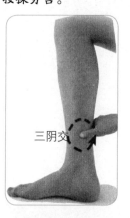

以平面按揉法按揉下肢三阴交，足底涌泉穴。

快速缓解低血压引起的不适

方法一：　刮拭腰部、腹部经穴

▶ 1 用面刮法从上向下刮拭腰部肾俞。

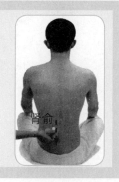

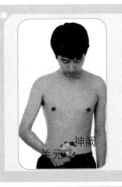

▶2 用按揉法按揉腹部关元、神阙。

关元 神阙

方法二　刮拭手掌、足底相关全息穴区

以面刮法或平面按揉法依次刮拭手掌和足底头区、肺区、心区。

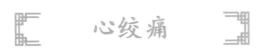

心绞痛

症状

心绞痛是心肌暂时性缺血、缺氧而引起的胸骨后疼痛。典型的心绞痛发作，多在劳累或兴奋时，受寒或饱餐后突然发生，疼痛位于胸骨上段或中段之后，亦可波及大部分心前区，可放射至肩、上腰、颈或背，以左肩或左上肢由前臂内侧直达小指与无名指较多见。

心绞痛因心脏供血不足引起，中医认为气滞血瘀是心绞痛的重要原因。在行气活血时如能根据体内环境偏寒或偏热选配刮痧搭档，治疗效果更好。

刮拭部位

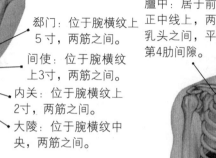

郄门：位于腕横纹上5寸，两筋之间。

间使：位于腕横纹上3寸，两筋之间。

内关：位于腕横纹上2寸，两筋之间。

大陵：位于腕横纹中央，两筋之间。

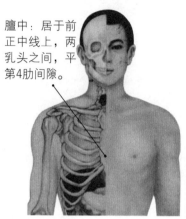

膻中：居于前正中线上，两乳头之间，平第4肋间隙。

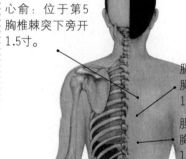

心俞：位于第5胸椎棘突下旁开1.5寸。

膈俞：位于第7胸椎棘突下旁开1.5寸。

胆俞：位于第10胸椎棘突下旁开1.5寸。

太溪：位于内踝后缘与跟腱内侧的中央，与内踝尖平齐处。

按摩疗法

◎ 1 用平面按揉法按揉大陵、双侧内关。大拇指用力地掐揉大鱼际5分钟。

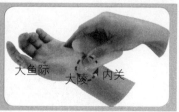

大鱼际　大陵　内关

● 2　用按压力大的手法从上向下刮拭至阳或按揉至阳。用面刮法刮拭双侧心俞。

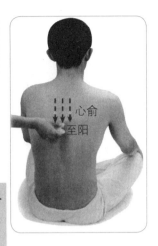

心俞
至阳

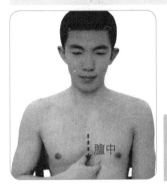

膻中

● 3　用单角刮法从上向下刮拭膻中。

刮痧方法

方法一　刮拭背部、胸部经穴

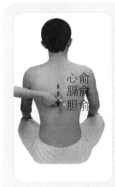

心俞
膈俞
胆俞

1　用面刮法从上向下刮拭背部心俞、膈俞、胆俞。

2　用单角刮法从上向下刮拭膻中。

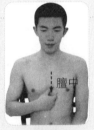

膻中

方法二　刮拭四肢相关经穴

1　用面刮法从上向下刮拭上肢心包经双侧郄门至间使、内关。

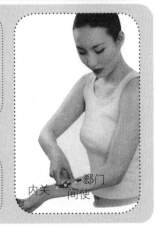

内关
间使
郄门

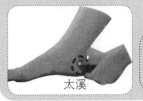

太溪

2　用平面按揉法按揉太溪。

心 悸

症 状

心悸。就是心律不齐，即心跳不规律，你在饥饿时体验过的心慌，紧张时体验过的剧烈心跳，都是心跳不规律的表现，只不过因为饥饿或紧张而导致的暂时心跳不规律，不算是什么病症。如果无缘无故的心跳或快或慢或重，或忽跳忽止，就说明你的心脏生病了。

中医认为心悸是气血亏虚，阴阳失调，或痰饮瘀血阻滞，心失所养、心脉不畅，引起心脏急剧跳动，惊慌不安，不能自主的一种病症。心悸多呈阵发性，也有持续者，可伴有胸闷胸痛、气短喘息，或头晕失眠等症。

选定穴位

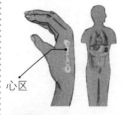

心区

膻中：居于前正中线上，两乳头之间，平第4肋间隙。

天宗：位于肩胛冈下窝的中央。

胆俞：位于第10胸椎棘突下旁开1.5寸。

至阳：位于7胸椎棘突下，大约和肩胛骨下角平齐。

曲泽：在肘横纹中，在肱二头肌腱的尺侧缘。

内关：位于腕横纹上2寸，两筋之间。

太冲：位于足拇指与次趾的趾缝后约2寸处。

膻中：居于前正中线上，两乳头之间，平第4肋间隙。

中庭：位于膻中下1.6寸，胸骨中线上。

鸠尾：位于剑突下，脐上7寸。

巨阙：位于前正中线，脐上6寸。

快速改善心悸症状

方法一　刮拭背部相关经穴

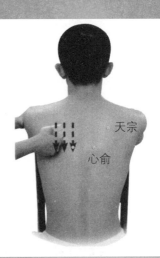

　　用推刮法从上向下刮拭背部两侧心俞、天宗。

方法二：按揉第2掌骨桡侧心区

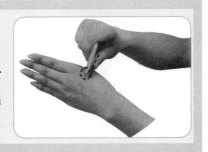

　▶用刮痧板长边垂直按揉第2掌骨桡侧心区。仔细在心区内寻找疼痛敏感点，重点按揉疼痛敏感点。

刮痧方法

方法一：刮拭背部、胸部相关经穴

　▶1 用面刮法自上而下刮拭背部心俞、胆俞。

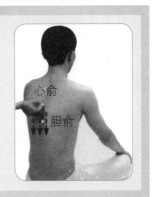

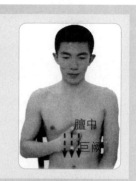

▶2 以单角刮法由膻中刮至巨阙。

膻中
巨阙

方法二　刮拭四肢相关经穴

　　1　以面刮法从上向下刮痧上肢曲泽、内关。

　　2　垂直按揉足背太冲。

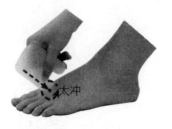

太冲

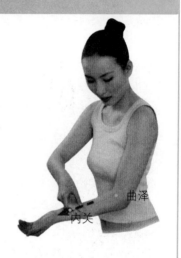

曲泽
内关

失眠

症状

　　失眠是由于脏腑功能紊乱，气血亏虚，阴阳失调，导致的夜不能寐。轻者入睡困难或者极易醒，醒后很难再入睡，重者彻夜难眠，或者整晚做恶梦，严重影响睡眠质量，长期失眠会导致头痛、头昏、心悸、健忘、多梦等。

选定穴位

三阴交：位于内踝尖上3寸。

曲泽：在肘横纹中，在肱二头肌腱的尺侧缘。

行间：在足背侧，当第1、2趾间，趾蹼缘的后方赤白肉际处。

神门：腕横纹尺侧端，尺侧腕屈肌腱的桡侧凹陷处。

劳宫：在手掌心，当第2、3掌骨之间偏于第3掌骨，握拳屈指时中指尖处。

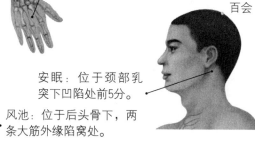

百会

安眠：位于颈部乳突下凹陷处前5分。

风池：位于后头骨下，两条大筋外缘陷窝处。

心俞：位于第5胸椎棘突下旁开1.5寸

胆俞：位于第10胸椎棘突下旁开1.5寸

四神聪：位于头顶百会前后左右各1处，共4穴。

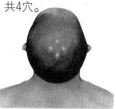

刮痧方法

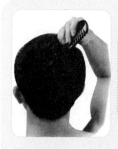

方法一　刮拭头部、背部经穴

1　用单角刮法刮拭头顶四神聪。

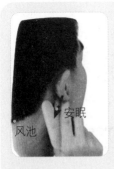

2　用单角刮法刮后头部风池、安眠。

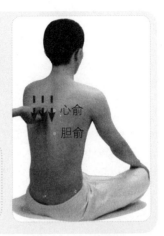

3　面刮法自上向下刮拭背部心俞、胆俞。

方法二　拭四肢经穴

1　用面刮法从上向下刮拭上肢心包经曲泽，按揉劳宫，心经神门。

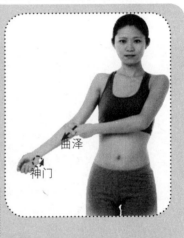

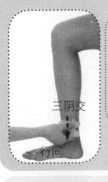

2　用面刮法从上向下刮拭下肢脾经三阴交，垂直按揉足背行间。

方法三　刮拭全头、足底

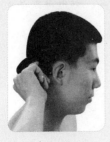

1　每日晨起用面刮法刮拭全头部经脉，用水牛角刮痧梳子按侧头部从前向后下方刮、头顶部百会向前刮、后头部从上向下的顺序刮拭。

2　每晚睡前刮拭全足底。

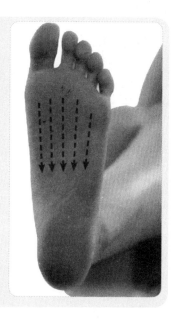

头 痛

症 状

　　头为阳之首，脑为髓之海，所以头痛时不可不在意。引发头痛的原因众多，有时是心理压力过大，精神过分紧张所致，有时是因为某些病症导致，不论哪种原因引起的头痛都对脑部神经和组织器官不利，除了采取紧急措施缓痛外，更要从根本上施以治疗，像高血压性头痛、脑出血或动脉瘤导致的头痛更需及早就医。

　　无论何种原因引起的头痛，均与循行于头部的经脉气血失调、气滞血瘀有关。因此刮拭寻找并疏通头部和头部对应区的疼痛区域可以快速缓解头痛症状。

选定穴位

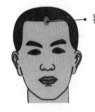

额中带

曲鬓：在头部，当耳前鬓角发际后缘的垂直线与耳尖水平线交点处。

太阳：位于外眼角和眉梢之间，向后约1寸的凹陷处。

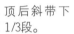

百会：位于两耳直上头顶正中处。

头维：位于头侧部，在额角发际线上5分处，头正中线旁开4.5寸。

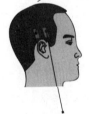

顶后斜带下1/3段。

风池：位于后头骨下，2条大筋外缘陷窝处。

项前斜带下1/3段。

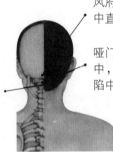

风府：位于发际正中直上1寸。

哑门：位于项后正中，入发际5分凹陷中。

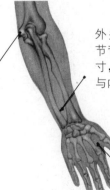

列缺：位于桡骨上方，腕横纹上1.5寸。

曲池：位于肘横纹桡侧端稍外方的凹陷中。

外关：位于腕关节背面中央直上2寸，在两骨之间，与内关相对。

合谷：位于手背部第2掌骨桡侧缘的中点。

内关：位于腕横纹上2寸，内筋之间

刮痧方法

方法一　刮拭全头，寻找痛点重点刮拭

1　用水牛角刮痧梳子以面刮法刮拭全头，先刮侧头部，将刮痧梳竖放在发际头维至耳上处，从前向后刮至侧头部下面发际边缘处。重点刮拭头维、曲鬓，用平面按揉法按揉太阳。

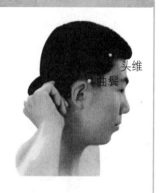

头维
曲鬓

2　再刮头顶和后头部，先从百会开始向前刮至前头发际处，再从百会向下刮至后头发际处。刮拭时注意寻找有疼痛感觉的区域，对百会及疼痛部位要重点刮拭，每个部位刮拭20～30下至头皮处有热感。

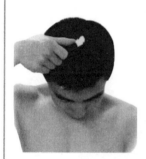

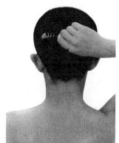

3　用厉刮法刮拭额头正中额中带，侧头部的顶颞前斜带和顶颞后斜带的下1/3段。

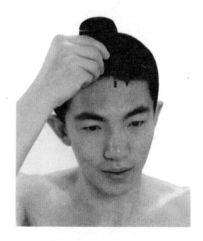

方法二：刮拭颈部、上肢经穴

▶ 1　用面刮法从上向下刮拭后颈部
督脉风府至哑门。

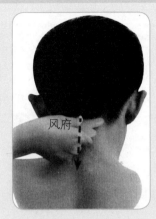

风府

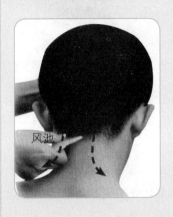

风池

▶ 2　用单角刮法从上向下刮拭
风池，从风池刮至颈根部。有疼痛和
结节等阳性反应的区域需重点刮拭。

▶ 3　用面刮法从上向下刮
拭曲池、合谷。

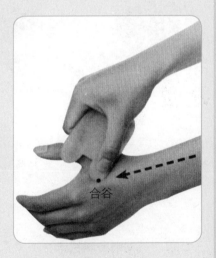

合谷

眩 晕

症状

　　眩晕的主要表现为头晕、眼花。症状轻者，闭目可止眩；重者则旋转不定，不能站立，有时伴有恶心呕吐、汗出、面色苍白等症状，严重时可能会突然仆倒。眩晕症状常见于内耳性眩晕症（又称美尼尔氏病）、晕动病、急性迷路炎、高血压、脑动脉硬化、贫血、神经衰弱等病也会伴有眩晕现象。中医认为肝阳上亢、痰瘀内阻或脑髓不充、脑窍失养是导致眩晕的原因。

　　眩晕症状缓解后，如辨析体质，分清寒热虚实，选配治疗方法，有助于巩固疗效，预防复发。

选定穴位

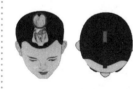

额顶带

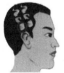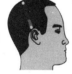

额顶后斜带

风池：在颈后区，枕骨之下，胸锁乳突肌上端与斜方肌上端之间的凹陷处。

风府：在颈后区，枕外隆凸直下，两侧斜方肌之间凹陷处。

胆俞：位于第10胸椎棘突下旁开1.5寸。

肩井：位于大椎与肩峰连线的中点。

肝俞：位于第9胸椎棘突下旁开1.5寸。

肾俞：位于第2胸椎棘突间凹陷处的外侧1.5寸处。

头临泣：目正视取穴，瞳孔直上，入发际5分处。

百会：位于两耳直上头顶正中处。

太冲：位于足拇指与次趾的趾缝后约2寸处。

头维：位于头侧部，在额角发际线上5分处，头正中线旁开4.5寸。

足三里：位于外侧膝眼直下3寸，距胫骨前嵴1横指处。

丰隆：位于从外踝前缘平齐外踝尖处，到外膝眼连线的1/2处。

行间：位于足拇指与次趾的趾缝约5分处。

日常调理治疗

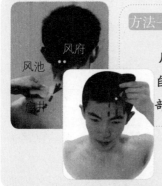

方法一：刮拭头部胆经、督脉相关穴位

用平补平泻法先以单角刮法刮拭双侧头临泣；自上而下刮风府；用面刮法从风池刮至颈根部；用面刮法从内向外刮拭肩井。

方法二：刮拭背部膀胱经相关穴位

从上向下刮拭背部肝俞、胆俞、肾俞。

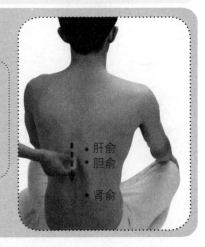

方法三　刮拭下肢经穴

1　用面刮法从上向下刮拭足三里、丰隆。

2　垂直按揉足部太冲、行间，刮拭足底涌泉。

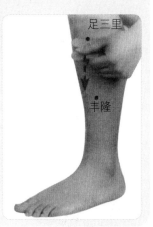

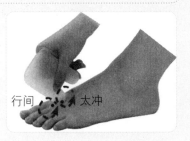

刮痧方法

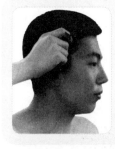

方法一　刮拭头颈部全息穴区

用厉刮法刮拭顶颞后斜带下1/3、额顶带后1/3。

方法二　拭头颈部经穴

1　用单角刮法刮拭百会及其四神聪（取穴见67页）头维。

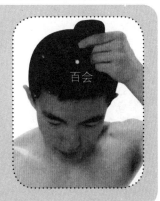

2 从上向下单角刮拭后头部风池。

3 用面刮法刮拭风府。

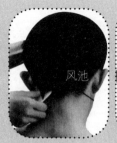
风池

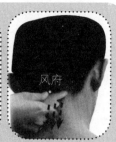
风府

面神经麻痹

症 状

面神经麻痹俗称面瘫，通常表现为一侧面部肌肉麻痹，口眼歪斜。面瘫有中枢性和周围性之分，中枢性面神经麻痹与脑神经损伤有关。周围性面神经麻痹是茎乳突孔内急性非化脓性的面神经炎。两种面神经麻痹均可照此刮痧，但是中枢性面神经麻痹还要针对损伤的脑神经另增加治疗部位。急性期多实热，日久不愈多虚证，可以根据面神经麻痹时间的长短结合体内症状分辨寒热虚实。

选定穴位

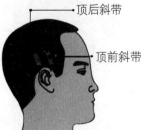
顶后斜带
顶前斜带

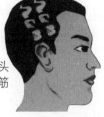
翳风：位于耳垂后，正当乳突前下方的凹陷处。

风池：位于后头骨下，2条大筋外缘陷窝处。

合谷：位于手背部第2掌骨桡侧缘的中点。

养老：屈肘，掌心向胸，尺骨小头桡侧缘上方的缝隙处。

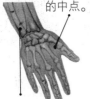

内庭：位于足背第2,3趾间缝纹端。

昆仑：位于外踝俞跟腱之间的凹陷处。

阳白：位于前额，眉毛中点上1寸。

太阳：头部经外奇穴，位于外眼角和眉梢之间，向后约1寸的凹陷处。

迎香：位于鼻翼外缘中点旁开0.5寸。

地仓：位于四白直下至嘴角平齐的地方。

牵正：位于耳垂前方0.5寸，和耳垂中点平。

颊车：位于下颌角前上方1横指凹陷中，咀嚼时咬肌隆起最高点处。

快速缓解低血压引起的不适

方法一： 刮拭头部相关全息穴区

▶ 用厉刮法刮拭双侧头部顶颞前后斜带下1/3。刮拭时注意寻找有疼痛感觉的区域，对阳性反应的区域要重点刮拭至疼痛感减轻。

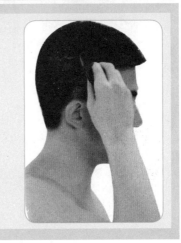

方法二 刮拭患侧奇穴太阳、牵正

用刮痧板角部平面按揉患侧太阳和牵正。

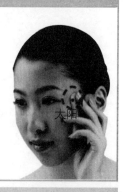

太阳

方法三：刮拭面部、四肢相关经穴。

▶ 1 平面按揉面部患侧阳白、迎香、地仓，并从地仓刮至颊车。再用单角刮法刮拭患侧翳风、风池。

2 用面刮法从上向下刮拭上肢养老，并用平面按揉法刮拭侧上肢合谷。

3 平面按揉下肢昆仑，垂直按揉下肢内庭。

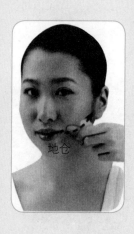

地仓

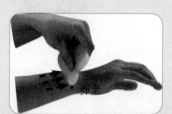

养老

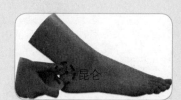

昆仑

中风后遗症

症状

　　中风也称脑卒中，老年人特别是患有高血压、糖尿病、高脂血症的老年人很容易发生中风，中风会使脑神经细胞在几分钟内因缺氧而损坏或死亡，该部分脑神经细胞的功能也将丧失，出现中风后遗症。中风后遗症表现为一侧肢体瘫痪、麻木、口眼歪斜，语言不利等症状。中医认为中风后遗症主要是由于中风之后血瘀阻脉、风痰阻络、肾阴不足、肝阳上亢、精血不足、筋骨失养所致。

选定穴位

百会

阳白：目正视，瞳孔直上，眉上1寸。

攒竹：位于眉头凹陷中。

承泣：正坐直视，目下7分。

颊车：下颌角前上方约1横指处。

廉泉：位于喉结上方，舌骨体上缘的中点处。

地仓：四白（两目正视前方，从下眼眶骨边缘直下约3分，正对瞳孔处，按压有凹窝）直下至嘴角平齐的地方。

顶后斜带

顶前斜带

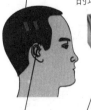

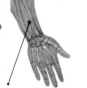

支沟：位于腕背横纹上3寸，两骨之间。

风府：位于后发际正中直上1寸。

哑门：位于颈后正中，入发际5分凹陷中。

风池：位于后头骨下，2条大筋外缘陷窝处。

大椎：位于第7颈椎棘突下。

腰阳关：位于第4腰椎棘突下凹陷处。

合谷：位于手背部第2掌骨桡侧缘的中点。

殷门：大腿背面正中，臀横纹下6寸。

委中：窝横纹中央。

承山：位于小腿后腓肠肌两肌腹间凹陷的顶端。

昆仑：位于足外踝与跟腱之间的凹陷处。

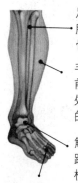

足三里：位于外侧膝眼直下3寸，距胫骨前嵴一横指处。

丰隆：位于从外踝前缘平齐外踝尖处，到外膝眼连线的1/2处。

解溪：足背，从第2趾直上至两踝尖的横线交点处取之。

内庭：位于足背第2、3趾间缝纹处。

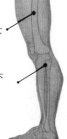

风市：大腿外侧正中，直立时，两手自然下垂，中指指尖处。

阳陵泉：位于腓骨小头前下方的凹陷处。

日常调理治疗

方法一　刮拭头部和背部相关穴位

1　用面刮法刮拭全头，寻找疼痛点，重点刮拭。

2　用单角刮法刮拭头顶百会、侧头风池；用面刮法刮拭风府。

3　用面刮法从上向下刮拭大椎至腰阳关区段，再以双角刮法从上向下刮拭两侧夹脊。

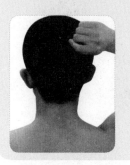

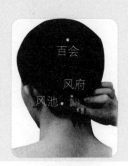

百会

风府

风池

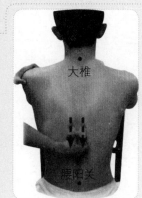

大椎

腰阳关

方法二 · 改善口眼歪斜

　　1　用平面按揉法按揉地仓、颊车、承泣、阳白；用平刮法刮拭攒竹。

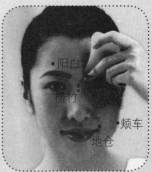

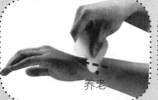

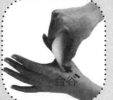

　　2　用单角刮法刮拭合谷，用面刮法刮拭养老。

　　3　用平面按揉法按揉昆仑，用垂直按揉法按揉内庭。

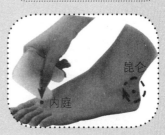

方法三　改善言语不利

　　用厉刮法刮拭头部双侧语言区。用面刮法刮拭后头部哑门，前颈部廉泉。

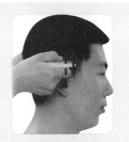

方法四　改善四肢运动障碍

　　1　用厉刮法刮拭对侧顶颞前斜带中1/3、上1/3，对侧顶颞后斜带中1/3、上1/3。

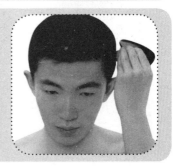

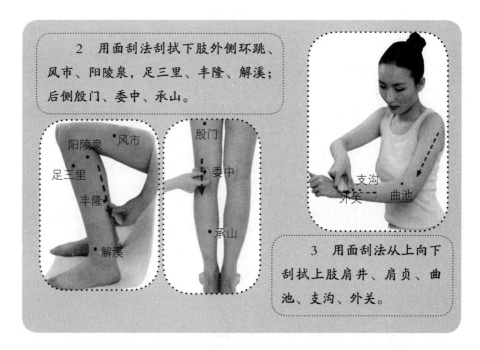

2 用面刮法刮拭下肢外侧环跳、风市、阳陵泉，足三里、丰隆、解溪；后侧殷门、委中、承山。

3 用面刮法从上向下刮拭上肢肩井、肩贞、曲池、支沟、外关。

［ 中 暑 ］

症 状

中暑是夏季在烈日或高温环境下劳动或活动时，因暑热侵袭，致邪热内郁，体温调节功能失常而发生的急性病变，表现为突然高热、大量汗出。中暑分虚实两种：年老体弱或低血压者由于大量出汗、口渴、头昏、胸闷、心悸、恶心、四肢无力，以致脱水、脑缺血、晕倒或虚脱。年轻体壮者在炎热环境中长时间体力劳动，通风不良、空气潮湿、身体产热较多、散热少、引起体温调节障碍，出现高热、昏迷等症状。

选定穴位

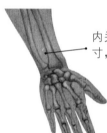

百会：位于两耳直上头顶正中处。

人中：位于鼻唇沟正中。

膻中：位于前正中线上，两乳头之间，平第4肋间隙。

内关：腕横纹上2寸，两筋之间。

大椎：第7颈椎棘突下。

肺俞：第3胸椎棘突下旁开1.5寸。

心俞：第5胸椎棘突下旁开1.5寸。

至阳：第7胸椎棘突下，大约和肩胛骨下角平齐。

曲池：位于肘横纹桡侧端稍外方的凹陷处。

合谷：位于手背部第2掌骨桡侧缘的中点。

快速缓解低血压引起的不适

方法一：中暑急救

▶ 1 用点按法以重力连续点按人中。

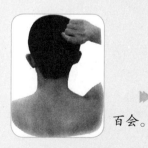

▶ 2 用单角刮法刮拭百会。

▶ 3 用面刮法刮拭内关。

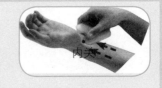

内关

▶ 4 用单角刮法从上向下刮拭膻中。

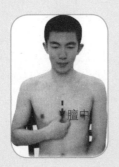

膻中

方法二 刮拭背部＋上肢穴

1 用面刮法从上向下刮拭大椎至至阳，双侧肺俞至心俞。

2 用面刮法从上向下刮拭内关、曲池，用平面按揉法按揉合谷。

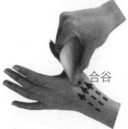

合谷

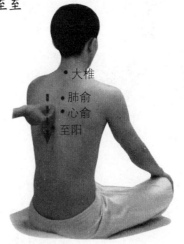

大椎
肺俞
心俞
至阳

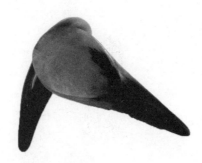

感 冒

症状

感冒是四季常见的外感病，以春、冬两季发病最多，多是由于病毒或细菌感染引起的上呼吸道炎症。中医认为感冒主要是因外感风邪或时行病毒，肺卫功能失调所致，感冒分为风寒感冒、风热感冒、暑湿感冒。

选定穴位

风池：位于后头骨下，2条大筋外缘陷窝处。

大椎：位于第7颈椎棘突下。

肺俞：位于第3胸椎棘突下旁开1.5寸。

肩胛部

曲池：位于肘横纹桡侧端稍外方的凹陷处。

支沟：位于腕背横纹上3寸，两骨之间。

外关：位于腕背横纹上2寸，两骨之间。

合谷：位于手背部第2掌骨桡侧缘的中点。

中府：位于前正中线旁开6寸，第一肋间隙中。

膻中：居于前正中线上，两乳头之间，平第4肋间隙。

中脘：前正中线，脐上4寸。

尺泽：位于肘横纹中肱二头肌腱桡侧。

孔最：位于太渊与尺泽连线上，太渊上7寸处。

少商：位于拇指桡侧，距指甲角约1分处。

头区：第1~3颈椎及两侧1.5寸宽的范围。

肺区：胸椎1~9节及两侧背肌。

足三里：位于外侧膝眼直下3寸，距胫骨前嵴一横指处。

颈前咽喉区

气管区

额顶带

额旁1带

任何型感冒全息穴区刮拭

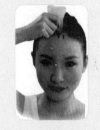

1　以厉刮法刮拭额顶带、额旁1带。

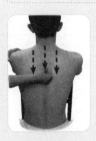

2　用面刮法和双角刮法刮拭颈椎的头部对应区和胸椎肺脏对应区。

3　用面刮法从上向下刮拭前颈部咽喉体表投影区，用单角刮法刮前胸正中气管体表投影区。

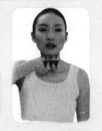

风寒证

表现为恶寒重、发热轻、鼻塞、头身疼痛、无汗、鼻流清涕、口不渴，舌苔薄白，脉浮或浮紧。常得病于寒冷季节，或感受风寒邪气后。

需用按压力大、速度慢的手法刮拭

1　用单角刮法刮拭风池。并用面刮法刮颈部大椎及肺俞、肩胛部。

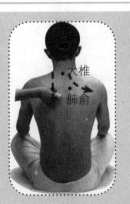

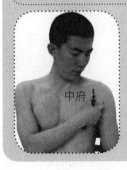

2　用单角刮法刮胸部中府。

3 用面刮法刮拭手拇指少商，再刮下肢足三里。

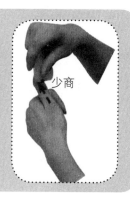

少商

风热证

表现为发热重、恶寒轻、咽喉肿痛、头身疼痛、出汗、鼻塞、鼻流浊涕、口渴，舌苔薄黄，脉浮数。常得病于春夏季，或感受热邪及寒邪入里化热。

需用按压力大、速度慢的手法刮拭

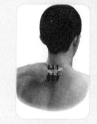

合谷
外关

1 用单角刮法刮风池。用面刮法刮颈部大椎。

2 用面刮法从上向下刮拭曲池、尺泽、外关、合谷。

暑湿证

表现为发汗、汗出热不解、头昏脑胀、胸闷泛恶，苔黄腻，脉濡数。常得病于盛夏暑湿季节。

1 用单角刮法从上向下刮拭胸部膻中，再用面刮法刮拭腹部中脘。

2 用面刮法从上向下刮拭孔最、支沟和合谷。用同样方法刮拭足三里。

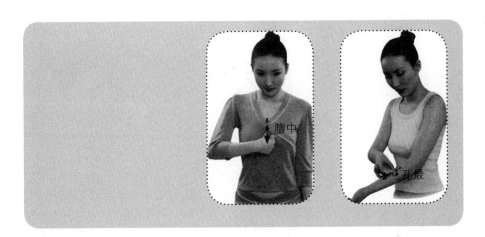

膻中

孔最

咳 嗽

症 状

　　咳嗽是肺脏疾病的主要症状之一，有急慢性之分。急性咳嗽为上呼吸道感染所致，慢性咳嗽属内伤，五脏虚损，体内寒热虚实的变化皆可引起咳嗽。外感咳嗽调治不当，可转为慢性咳嗽。慢性咳嗽迁延日久，或年老体弱，脏器大伤，则可并发哮喘。下面的刮痧方法可以缓解外感或内伤咳嗽的症状。

选定穴位

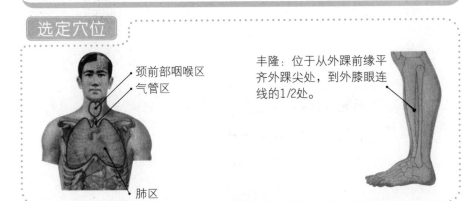

颈前部咽喉区
气管区

肺区

丰隆：位于从外踝前缘平齐外踝尖处，到外膝眼连线的1/2处。

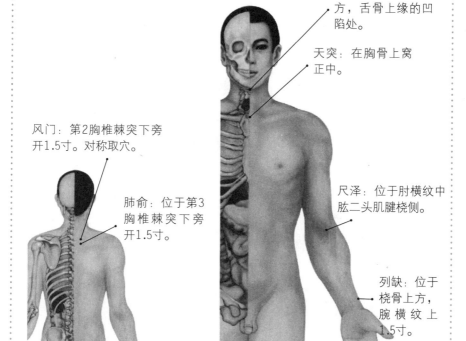

廉泉：在喉结的上方，舌骨上缘的凹陷处。

天突：在胸骨上窝正中。

风门：第2胸椎棘突下旁开1.5寸。对称取穴。

肺俞：位于第3胸椎棘突下旁开1.5寸。

尺泽：位于肘横纹中肱二头肌腱桡侧。

列缺：位于桡骨上方，腕横纹上1.5寸。

刮痧方法

方法一：刮拭背部、上肢相关经穴

▶ 1　用面刮法从上向下刮拭双侧风门至肺俞。

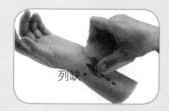

列缺

▶ 2　用面刮法从上向下分别刮拭双上肢尺泽、列缺，下肢丰隆。

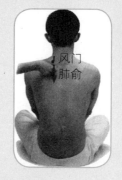

风门
肺俞

方法二　刮拭颈部、胸部全息穴区

1　用面刮法刮拭颈前部咽喉体表投影区，先从廉泉缓慢向下刮拭。再用面刮法分别刮拭颈前两侧部位。

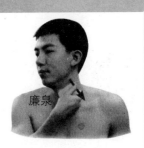

廉泉

2　用刮痧板角部刮拭颈前正中下部凹陷处，即天突的部位，再分段缓慢刮拭胸部正中气管体表投影区。

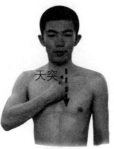

天突

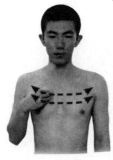

3　用平刮法由内向外分别沿肋骨走形缓慢刮拭胸部两侧肺的体表投影区。

哮　喘

症状

　　哮喘是一种常见的反复发作性呼吸系统疾病。喉中有痰鸣声谓之哮，呼吸急促困难谓之喘。由于支气管分支或其细支的平滑肌痉挛，气管壁黏膜肿胀和气管腔内黏稠分泌物增多，使空气不能顺畅出入所致哮喘。迁延多年不愈者可引起肺气肿。此病分发作期和缓解期，与肺和脾、肾功能失调有密切关系。以气虚、阳虚的寒证体质，以及痰湿体质多见。

选定穴位

天突：胸骨上窝正中。

中府：位于前正中线旁开6寸，第1肋间隙中。

膻中：位于前正中线上，两乳头之间，平第4肋间隙。

尺泽：位于肘横纹中，肱二头肌腱桡侧。

列缺：位于桡骨上方，腕横纹上1.5寸。

太渊：位于掌后第1横纹上，桡动脉桡侧凹陷中。

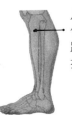

足三里：位于外侧膝眼直下3寸，距胫骨前嵴一横指处。

风门：第2胸椎棘突下旁开1.5寸。对称取穴。

脾俞：第11胸椎棘突下旁开1.5寸。

肾俞：第2腰椎棘突下旁开1.5寸。

志室：第2腰椎棘突下旁开3寸。

大椎：第7颈椎棘突下。

定喘：第7颈椎棘突下旁开5分。

肺俞：第3胸椎棘突下旁开1.5寸。

气喘：第7胸椎棘突下旁开2寸。

曲池：肘横纹桡侧端稍外方的凹陷处。

刮拭方法

刮拭背部、胸部、上肢相关穴位

1 先用按压力大、速度慢的手法，以面刮法从上向下刮拭颈部大椎，背部定喘、气喘、肺俞。

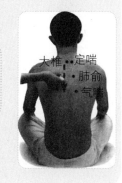

大椎 定喘
肺俞
气喘

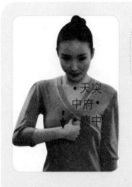

2 用单角刮法从上向下刮拭胸部天突、中府、膻中。

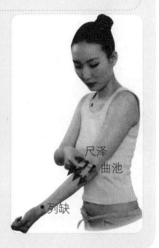

3 用面刮法从上向下以按压力大的手法刮拭上肢尺泽、曲池，最后刮列缺。

日常刮痧方法

刮拭背部和四肢相关穴位

1 根据体质选用平补平泻法或用补法。分段用面刮法自上而下刮拭背部定喘、风门、气喘、肺俞、脾俞，再刮志室、肾俞。

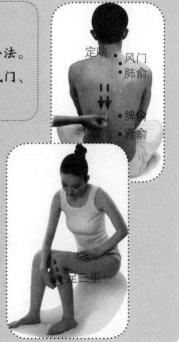

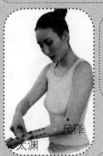

2 用面刮法从上向下刮拭尺泽至太渊，重点刮太渊。

3 用面刮法从上向下刮拭足三里。

呃 逆

症 状

呃逆俗称"打嗝"，可偶然单独发生，也可与其他病兼见，在一些急慢性疾病中或大病后期突然出现的呃逆，多为病趋危重的预兆。呃逆是由胃肠神经官能失调，或胃炎、胃扩张等引起膈肌痉挛所致。

选定穴位

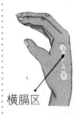
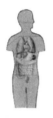

横膈区

鱼腰：位于额部瞳孔直上，眉之中点处。

巨阙：当脐中上6寸。

呃逆：位于乳头直下与肋弓平齐处，是治疗呃逆的奇效穴。

膈俞：位于第7胸椎棘突下，旁开1.5寸。

膈关：位于第7胸椎棘突下，旁开3寸。

胃俞：位于第12胸椎棘突下旁开1.5寸。

中脘：位于前正中线上，脐上4寸。

气海：位于前正中线上，脐下1.5寸处。

关元：位于前正中线，脐下3寸处。

内关：前臂正中腕横纹上2寸。

太溪：位于内踝跟腱的中点。

刮痧方法

方法一：刮拭第2掌骨桡侧横膈区

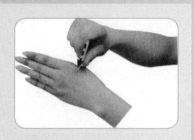

▶ 垂直按揉第2掌骨桡侧肝区和心区之间的横膈区。

方法二　刮拭双侧奇穴呃逆

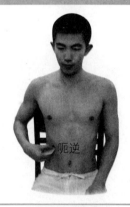

用刮痧板单角点按胸部双侧呃逆。

呃逆

方法三：按揉鱼腰

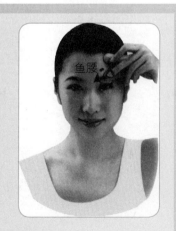

鱼腰

▶ 用平面按揉法按揉眉中鱼腰，将刮痧板边缘放在眉中鱼腰上，仔细寻找疼痛点，然后柔和缓慢地按揉疼痛点。

久呃不止者

加刮：任脉、气海、关元

需用按压力大、速度慢的手法刮拭

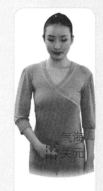

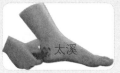

久呃不止是行气不顺的表现，从上向下刮拭腹部气海至关元。

用平面按揉法按揉上肢内关，足部肾经太溪可以帮助调通体内气机运行的通路。

日常刮痧治疗

刮拭背部、腹部相关穴位

先用面刮法自上而下刮拭背部膈俞、膈关、胃俞，再转至体前面自上而下刮腹部中脘。

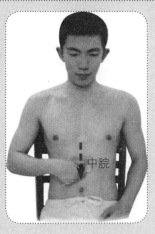

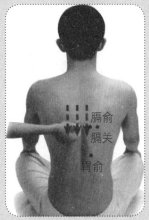

胆囊炎、胆结石

症状

　　胆囊炎是细菌感染或化学性刺激（胆汁成分改变，多由胆囊出口梗阻及胰液向胆道反流造成）引起的胆囊炎性病变，并常与胆石症同时存在。急性胆囊炎可见右肋部和上腹部持续剧烈疼痛，有时疼痛可放射至右肩胛区，常伴恶心呕吐、发热等症。慢性胆囊炎可见胆囊区轻度触痛，消化不良、胃部饱胀、嗳气等。胆结石可照此刮痧治疗。

选定穴位

额顶带中1/3段　　　额旁2带　　　　　　　　　肝胆区

肝俞：位于第9胸椎棘突下旁开1.5寸。

胆俞：位于第10胸椎棘突下旁开1.5寸。

胃俞：位于第12胸椎棘突下旁开1.5寸。

上脘：位于前正中线上，脐上5寸。

期门：位于乳头直下，第6肋间隙。

日月：位于乳头直下，第7肋间隙。

章门：位于第11肋骨端下缘。

中脘：位于前正中线上，脐上4寸。

阳陵泉：位于腓骨小头前下方的凹陷处。

足三里：位于外侧膝眼直下3寸，距胫骨前嵴一横指处。

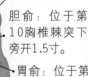

胆囊：位于阳陵泉下约2寸处的敏感点。

丘墟：位于外踝前下方，趾长伸肌腱外侧凹陷中。

太冲：位于足拇指与次趾的趾缝后约2寸处。

日常刮痧治疗

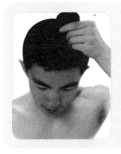

方法一 刮拭头部全息穴区

用平补平泻法先以单角刮法刮拭双侧头临泣；自上而下刮风府；用面刮法从风池刮至颈根部；用面刮法从内向外刮拭肩井。

方法二 刮拭背部、腹部相关经穴

1 用面刮法从上向下刮拭背部肝俞、胆俞、胃俞，腹部上脘至中脘。

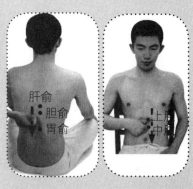

肝俞
胆俞
胃俞

上脘
中脘

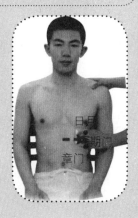

日月
期门
章门

2 用面刮法从内向外刮拭腹部日月、期门、章门。

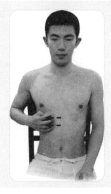

方法三 刮拭肝胆的体表投影区

用平刮法沿肋骨走形从内向外刮拭右背部和右胁肋部肝胆体表投影区。

方法四　刮拭下肢相关经穴

　　1　用平面按揉法按揉右下肢阳陵泉、胆囊，足部双侧丘墟。用按压力大、速度慢的手法刮拭双侧足三里。

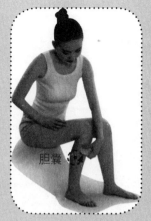

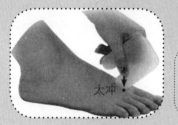

　　2　用垂直按揉法按揉双侧太冲。

发作期刮痧治疗刮拭肝胆全息穴区与相关经穴

　　2　用平刮法从内向外刮拭右背部、右胁肋部肝胆的体表投影区。用同样手法刮拭腹部双侧期门、日月。

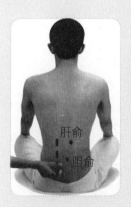

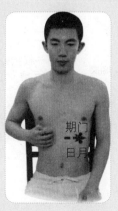

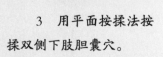

　　1　用面刮法自上向下刮拭肝俞、胆俞。

　　3　用平面按揉法按揉双侧下肢胆囊穴。

腹泻

症状

　　腹泻主要症状是大便次数增多，粪质稀薄如糜，甚至如浆水样。腹泻分为急性和慢性两种，急性多因受寒凉，或饮食不洁，或寒凉食物进食过多导致，有时过度精神紧张也会导致腹泻。急性腹泻有寒热之分。慢性腹泻多属虚证，多因脾胃虚弱，也有脾虚兼加寒湿或湿热之邪的。大便稀不成形，多为虚寒；大便臭秽而黏，多为实热，便黏滞不爽为内有湿邪。

选定穴位

脾俞：位于第11胸椎棘突下旁开1.5寸。

大肠俞：位于第4腰椎棘突下旁开1.5寸。

胃区

肠区

中脘：位于前正中线上，脐上4寸。

天枢：位于脐旁2寸。

气海：位于前正中线，脐下1.5寸处。

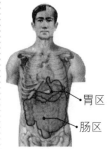

肠区

下腹

第二掌骨桡侧全息

足三里：外侧膝眼直下3寸，距胫骨前嵴一横指处。

上巨虚：位于足三里下3寸，胫骨前缘旁开1横指。

公孙：位于第1跖骨底之前下缘凹陷处，赤白肉际处。

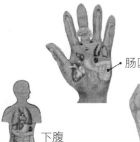

阴陵泉：位于胫骨内侧踝下缘，胫骨后缘与腓肠肌之间的凹陷处。

日常刮痧方法

方法一：刮拭腹部、背部胃肠的全息穴区

▶ 1 用面刮法从上向下刮拭腹部肠、胃的体表投影区。

▶ 2 用垂直按揉法按揉第2掌骨桡侧下腹穴，用面刮法刮拭手掌肠区。

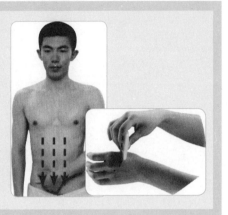

方法二 刮拭背部、腹部、下肢相关经穴

1 用面刮法从上向下刮拭背部脾俞至大肠俞。

2 再以同样方法刮拭腹部中脘至气海、双侧天枢。

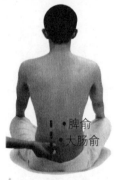

脾俞
大肠俞

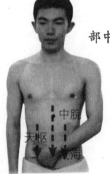

中脘
天枢
气海

3 用面刮法从上向下刮拭足三里至上巨虚，再用平面按揉法按揉双侧阴陵泉，足部公孙。

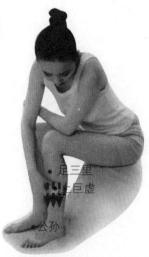

足三里
上巨虚
公孙

腹胀

症状

　　腹胀一般是由于食入产气食物（豆类、奶类、酒精、碳酸饮料等）过多，或是暴饮暴食又遇寒邪引起的。

　　轻度腹胀一般不需要特殊治疗，但是严重的持续不能缓解的腹胀可能是各类胃肠道疾病，慢性肝、胆、胰腺疾患，甚至妇科肿瘤，以及心肾功能不全等疾病引起的，应去医院检查明确腹胀的原因，综合治疗。短期腹胀以食积、气滞多见，长期腹胀查明原因后，可辅助刮痧治疗，并按前面所教的方法分清寒热虚实，选配刮痧搭档。

选定穴位

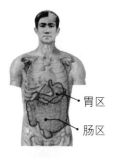

胃区
肠区

至阳：位于第 7 胸椎棘突下，大约和肩胛骨下角平齐。

悬枢：位于第 1 腰椎棘突下凹陷中。

肝俞：位于第 9 胸椎棘突下旁开1.5寸。

大肠俞：位于第 4 腰椎棘突下旁开 1.5 寸。

胃俞：位于第 12 胸椎棘突下旁开1.5寸。

小肠俞：位于第 1 骶椎棘突下旁开 1.5寸。

足三里：位于外侧膝眼直下 3 寸，距胫骨前嵴一横指处。

上脘：位于前正中线上，脐上 5 寸。

下脘：位于前正中线上，脐上2寸。

天枢：位于脐旁2寸。

气海：位于前正中线上，脐下1.5寸。

太冲：位于足拇趾与次趾的趾缝后约2寸处。

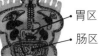

胃区
肠区

足底全息

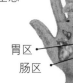

胃区
肠区

手掌全息

日常刮痧方法

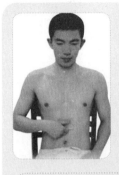

方法一　全息刮痧缓解腹胀

1　自上而下用面刮法刮拭上腹部胃体表投影区。

2　用面刮法从上向下刮拭下腹部体表投影区。

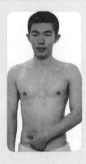

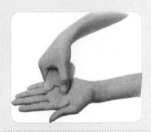

3　用面刮法刮拭手掌胃区、肠区，足底胃区、肠区。

方法二　刮拭腹背四肢相关经穴

1　以面刮法，分2～3段从上向下刮拭背部督脉至阳至悬枢，再以同样方法刮拭肝俞至胃俞和大肠俞至小肠俞。

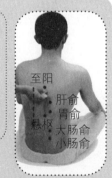

至阳
肝俞
胃俞
悬枢
大肠俞
小肠俞

2　用面刮法刮拭腹部上脘至下脘、气海、天枢。

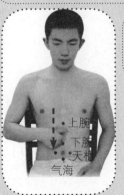

上脘
下脘
天枢
气海

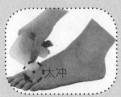

太冲

3　用平面按揉法按揉足三里，最后用垂直按揉法按揉太冲。

胃脘痛

症 状

　　胃脘痛是以胃脘部疼痛为主要症状的消化道病症。由于不良饮食习惯、长期忧思恼怒、烟酒或某些药物的原因而引起的胃黏膜慢性炎症或萎缩性病变，具体表现有进食后有饱胀感、嗳气，可伴有食欲减退、恶心、呕吐等，常反复发作。本症常见于急、慢性胃炎，胃及十二指肠溃疡，胃痉挛或胃神经官能症，及其他消化道疾患。

选定穴位

胆俞：位于第10胸椎棘突下旁开1.5寸。

脾俞：位于第11胸椎棘突下旁开1.5寸。

膈俞：位于第10胸椎棘突下旁开1.5寸。

胃俞：位于第12胸椎棘突下旁开1.5寸。

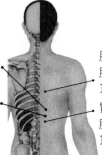

中脘：位于前正中线上，脐上4寸。

梁门：在上腹部，当脐中上4寸，距前正中线2寸。

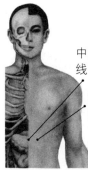

梁丘：位于髌骨外上缘上2寸，当髂前上棘与髌外上的连线上。

公孙：位于第1跖骨底的前下缘凹陷中，赤白肉际处。

内关：位于腕横纹上2寸，两筋之间。

阳陵泉：小腿外侧，腓骨头前下方凹陷处

胃区

第2掌骨桡侧全息

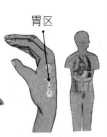

日常刮痧方法

方法一：刮拭腹部、背部胃肠的全息穴区

▶ 1　用面刮法从上向下刮拭背部膀胱经膈俞、胆俞、脾俞、胃俞。

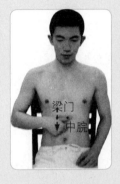

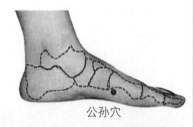

▶ 2　用面刮法从上向下刮拭中脘、梁门。

方法二　刮拭四肢经穴

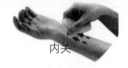

1　用面刮法从上向下刮拭内关。

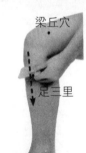

2　用面刮法从上向下刮拭足三里、梁丘、公孙。

刮痧方法

方法一：刮拭耳部胃区

▶ 用垂直按揉法按揉耳部胃区。

方法二　刮拭手部第2掌骨胃区

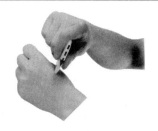

用垂直按揉法按揉手部第2掌骨桡侧胃区。

便　秘

症状

凡大便干燥，排便困难，大便次数减少，秘结不通，超过2天以上者称为便秘。水分少、膳食纤维摄入不足、精神紧张或体力活动减少和长期卧床患者，排便无力，均可导致便秘。

中医学认为津液亏虚、气血不足、阴虚内热、食积热盛是导致便秘的根本原因。便秘也可由其他疾病或脾胃虚弱，肠蠕动无力导致。老年人习惯性便秘多为气血不足，津液亏虚，气虚、阴虚证。针对不同的体质，配合刮痧搭档，可以益气养阴、清热通便。

选定穴位

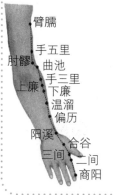

臂臑
手五里
肘髎　　曲池
上廉　手三里
　　　下廉
　　温溜
　　偏历
阳溪
　　合谷
三间
　　二间
　　商阳

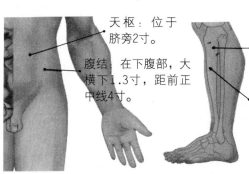

天枢：位于脐旁2寸。

腹结：在下腹部，大横下1.3寸，距前正中线4寸。

足三里：位于外侧膝眼直下3寸，距胫骨前嵴一横指处。

上巨虚：位于足三里下3寸，胫骨前缘旁开1横指。

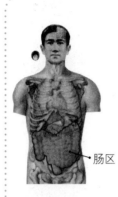

肠区

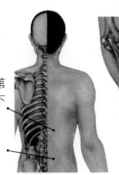

脾俞：位于第11胸椎棘突下旁开1.5寸。

大肠俞：位于第4腰椎棘突下旁开1.5寸。

曲池：肘横纹桡侧端稍外方的凹陷中。

支沟：屈肘伏掌位，外关穴上1寸凹陷处。

日常刮痧方法

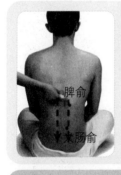

脾俞

大肠俞

方法一　刮拭背部经穴

用面刮法从上向下刮拭背部脾俞、大肠俞。

方法二　刮拭腹部经穴，大、小肠体表投影区

1　用面刮法从上向下刮拭天枢、腹结。

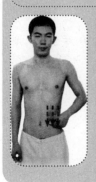

2　每天用面刮法从上向下刮拭大小肠体表投影区。注意刮拭按压力要大，速度慢，刮至腹部微热效果好。

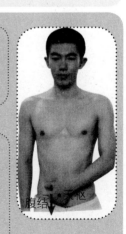

腹结　天枢

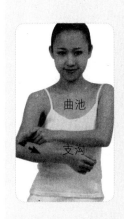

曲池

支沟

方法三 刮拭四肢经穴

1 用面刮法从上向下刮拭曲池、支沟。

2 用面刮法从上向下刮拭足三里至上巨虚。

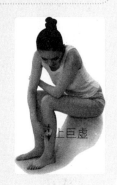

上巨虚

泌尿系感染

症 状

　　泌尿系感染是指因细菌等感染造成的泌尿系急性炎症，包括尿道炎、膀胱炎、肾盂肾炎等。主要表现为尿频、尿急、尿痛，可伴有发热、畏寒，炎症侵及肾盂时可伴腰痛。泌尿系感染应及时就诊西医，用抗生素类药物杀灭和抑制病菌，再辅以刮痧等中医疗法快速缓解症状，加速康复的速度。急性泌尿系感染发热、尿急、尿痛，以热证、实证多见，慢性泌尿系感染多发于肾气不足，兼有下焦湿热者。

选定穴位

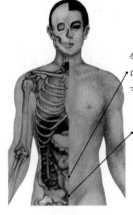
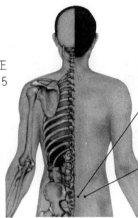

气海：位于前正中线，脐下1.5寸处。

中极：位于前正中线，耻骨联合上缘上1寸。

次髎：位于第2骶后孔处。

膀胱俞：在骶部当骶正中嵴旁1.5寸，平第2骶后孔。

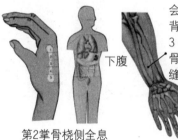

第2掌骨桡侧全息

下腹

会宗：腕背横纹上3寸近尺骨缝两骨缝间。

筑宾：位于内踝与跟腱之间的凹陷处直上5寸。

太溪：位于内踝后缘与跟腱内侧的中间与内踝尖平齐处。

水泉：位于内踝与跟腱之间的凹陷处直下1寸。

日常刮痧方法

方法一：刮拭头部、手部相关全息穴区

▶ 1 用厉刮法刮拭额旁3带。

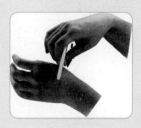

▶ 2 用垂直按揉法按揉第2掌骨桡侧的下腹穴区。

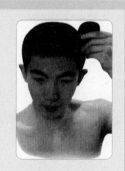

方法二　刮拭腰部、下腹部经穴

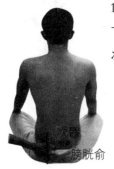

1　用面刮法从上向下刮拭背部膀胱俞、次髎。

膀胱俞　次髎

2　用面刮法自上而下刮拭腹部中极、气海。

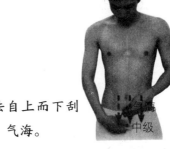

气海　中极

方法三：刮拭上肢三焦经，下肢肾经俞穴

▶1　以面刮法从上向下刮拭上肢腕后会宗。

▶2　用平面按揉法刮拭足踝太溪、水泉。

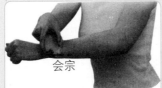

会宗

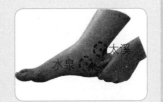

大溪　水泉

肺　炎

症状

　　肺炎是由细菌或病毒引起的急性肺部发炎。可由多种细菌、真菌、病毒或寄生虫引起，化学物质、过敏等因素也能引起肺炎。肺炎按照发病部位来区分，可分为大叶性肺炎、小叶性肺炎和间质性肺炎，尤其以大叶性肺炎居多。

◎预防

1	戒除吸烟，避免吸入粉尘和一切有毒或刺激性气体。
2	预防感冒，及早治愈感冒。
3	防止血源感染，如皮肤软组织感染、败血症等。
4	注意锻炼，提高身体免疫力。
5	合理膳食，适时增减衣服。

选定穴位

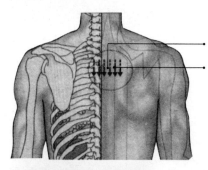

身柱：背部，第3胸椎棘突下正中。

肺俞：背部，第3胸椎棘突旁下，旁开1.5寸。

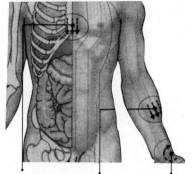

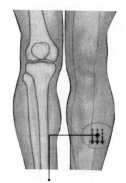

膻中：胸部，当前正中线上平第4肋间，两乳头连线的中点。

孔最：太渊穴与尺泽穴连线上，太渊穴1寸处。

太渊：腕掌侧横纹桡侧，桡动脉搏处。

丰隆：小腿前外侧，当外踝尖上6寸，条口外，距胫骨前缘2横指。

刮痧方法

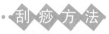

❶ 面刮、平面按揉30次（轻度）

支气管炎

症 状

　　支气管炎是指气管、支气管黏膜及其周围组织的慢性非特异性炎症。临床上以长期咳嗽、咳痰或伴有喘息及反复发作为特征。支气管炎有急、慢性之分。急性支气管炎是由病毒和细菌感染，或因物理、化学因素的刺激而引起的急性炎症。主要症状是咳嗽、胸骨后疼痛，偶尔也有哮鸣音和气急。慢性支气管炎也是由病毒、细菌感染或是由物理、化学因素刺激所引起的。

◎预防

1　急性期患者在使用抗菌药物的同时，应用镇咳、祛痰药物。

2　保持室内空气流通新鲜，控制和消除各种有害气体和烟尘，戒除吸烟的习惯，注意保暖。

3　加强体育锻炼，提高耐寒能力和机体抵抗力。

选定穴位

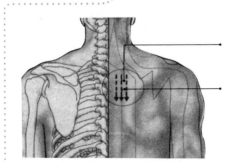

风门：第2胸椎棘突下，脊椎旁开1.2寸。

肺俞：背部，第3胸椎棘突旁下，旁开1.5寸。

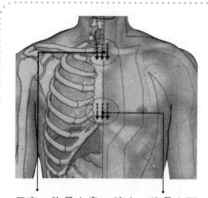

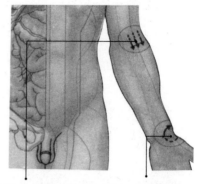

天突：胸骨上窝中央。

膻中：胸骨上两乳头正中间。

尺泽：上肢，肘横纹中，大筋外侧陷处，仰掌屈肘为穴。

太渊：腕掌侧横纹桡侧，桡动脉搏动处。

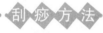

① 面刮、平面按揉20次（轻度）

支气管扩张

症状

支气管扩张，大多是由其他呼吸系统疾病引起的，比如呼吸道感染、麻疹、百日咳、支气管肺炎等，都可以导致此病的发生。它也是较为常见的呼吸道慢性疾病。

○预防

1　戒烟，避免吸入刺激性气体。

2　在幼年时期积极防治麻疹、百日咳，支气管肺炎等疾病，并做好传染病的预防接种，以防止支气管腔受损而发展成为支气管扩张。

3　坚持参加适当体育锻炼，增强体质，提高抗病能力。

4　预防感冒，积极根治鼻炎、咽喉炎、慢性扁桃腺炎等上呼吸道感染。

选定穴位

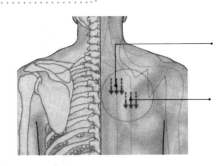

肺俞：背部，第3胸椎棘突旁下，旁开1.5寸。

膏肓：在第4、5胸椎间旁开3寸。

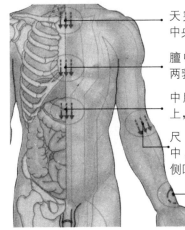

天突：胸骨上窝中央。

膻中：胸骨上，两乳头正中间。

中脘：前正中线上，脐中上4寸。

尺泽：肘横纹中，肱二头肌桡侧凹陷处。

列缺：桡骨茎突的上方，腕横纹上1寸。

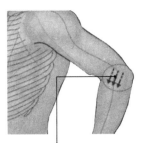

曲池：屈肘成直角，肘弯横纹尽头筋骨间凹陷处。

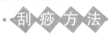

刮痧方法

① 推刮、平面按揉30次（适度）

慢性胃炎

症 状

慢性胃炎，成因一般来自三个方面：一是由急性胃炎转变而来；二是由其他疾病引起的续发炎症，如溃疡病、胃癌、胃扩张、胃下垂等；三是由饮食无节制、爱吃生冷辛辣、长期饮酒、过度吸烟、精神刺激等因素诱发所致。

◎预防

1　增加机体抵抗力，增强锻炼，提高自身适应环境改变的能力。

2　注意饮食卫生，不暴饮暴食。

3　避免或减少食用对胃刺激性过大的食物。

4　及时、彻底地处理急性胃炎。

选定穴位

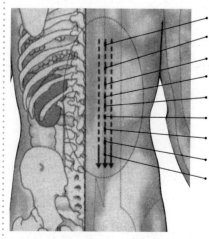

膈俞：背部，第7胸椎棘突下旁开1.5寸。

肝俞：背部，第9胸椎棘突下旁开1.5寸。

胆俞：背部，第10胸椎棘突下旁开1.5寸。

脾俞：背部，第11胸椎棘突下旁开1.5寸。

胃俞：背部，第12胸椎棘突下旁开1.5寸。

三焦俞：背部，第1腰椎棘突下旁开1.5寸。

肾俞：背部，第2腰椎棘突下旁开1.5寸。

气海俞：背部，第3腰椎棘突下旁开1.5寸。

大肠俞：背部，第4腰椎棘突下旁开1.5寸。

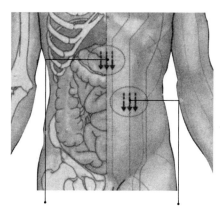

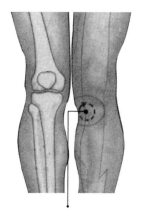

中脘：前正中线上，当脐中上4寸。　　天枢：腹中部，平脐中，距脐中2寸处。　　阴陵泉：胫骨内侧，髁后下方凹陷处。

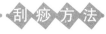

① 面刮、平面按揉60次（适度）

胆囊炎

症状

胆囊炎是细菌性感染或化学性刺激（胆汁成分改变）引起的胆囊炎性病变，为胆囊的常见病。急性胆囊炎多在进食油腻晚餐后半夜发病，右上腹持续性疼痛、阵发性加剧，常伴发热、恶心、呕吐。慢性胆囊炎多数表现为胆源性消化不良，厌油腻食物、上腹部闷胀、嗳气、胃部灼热等。

◎预防

1 合理控制饮食，忌油炸、煎、辛辣、高脂肪食物，忌酒。

2 避免发胖，食物限于低脂肪、低蛋白、少量易消化的流食或半流食，随病情的减轻可逐渐加入少量瘦肉、鱼、蛋、奶、水果及鲜菜等，多吃萝卜、青菜、豆类，多喝豆浆等。

3 平时多饮水（每天1500～2000ml），以稀释胆汁。

4 保持心情放松愉快，不可长时间沉郁忧虑。

选定穴位

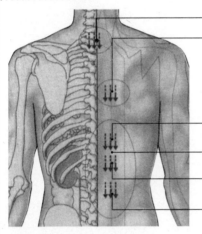

大椎：在第7颈椎椎棘下凹陷处。

心俞：背部，当第5胸椎棘突下，旁开1.5寸。

肝俞：背部，当第9胸椎棘突下，旁开1.5寸。

胆俞：背部，第10胸椎棘突下，旁开1.5寸。

脾俞：背部，第11胸椎棘突下，旁开1.5寸。

肾俞：背部，第2腰椎棘突下，旁开1.5寸。

阴陵泉：小腿内侧，胫骨内侧踝后下方凹陷处。

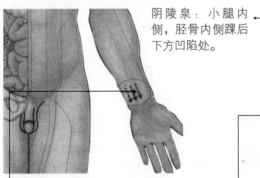

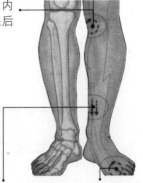

内关：前臂正中，腕横纹上2寸，在桡侧屈腕肌腱同掌长肌腱之间。

三阴交：小腿内侧，足内踝尖上3寸，胫骨内侧缘后方。

行间：脚大拇趾，二趾合缝后方赤白肉分界处凹陷中。

刮痧方法

① 推刮、平面按揉50次（轻度）

胃下垂

症 状

胃下垂是指胃体下降至生理最低线以下位置的病症，主要是由于长期饮食失节或劳倦过度，致使中气下降、胃气升降失常。病人常腹胀、恶心、嗳气、胃痛，偶有便秘、腹泻，或交替性腹泻以及便秘。

◎预防

1 饮食有规律，避免暴饮暴食或者偏食，不要过度减肥。

2 加强体育锻炼，改善体质，增强肌肉力量，防止腹肌松弛。

3 尽量不要多次进行腹部手术，积极治疗各种消耗性疾病。

4 长期从事站立工作或卧床少动的人，容易患此病，因此要避免长期保持一种姿势。

5 避免穿很紧的马甲和束很紧的腰带，因为经常压迫胸部和上腹部的人也易患胃下垂。

选定穴位

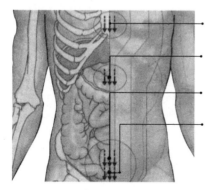

膻中：胸部，当前正中线上，平第4肋间，两乳头连线的中点

中脘：上腹部，前正中线上，当脐中上4寸。

关元：下腹部，前正中线上，当脐中下3寸。

中极：下腹部，前正中线上，当脐中下4寸。

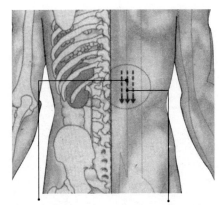

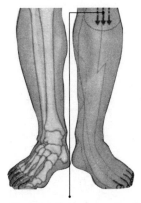

脾俞：在背部，当第11胸椎棘突下旁开1.5寸。

胃俞：背部，第12胸椎棘突下旁开1.5寸。

足三里：外膝眼下3寸，距胫骨前嵴1横指，当胫骨前肌上即是。

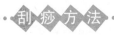

① 面刮30次（轻度）

肾小球肾炎

症状

　　肾小球肾炎，俗称"腰子病"，是两侧肾脏弥漫性非化脓性炎症，由溶血性链球菌或其他细菌感染所引起的变态反应，经常在上呼吸道感染、猩红热或化脓性皮肤病之后发生。

　　肾小球肾炎可分急性和慢性两种。急性症多见于儿童及青少年；慢性症多见于成人，以青壮年为主，大多数患者是一开始就呈慢性过程，只有少数患者是由急性症转变而来。肾小球肾炎，多由寒冷和潮湿所诱发，所以患者要注意保暖和保持环境干燥。

◎预防

1　加强身体锻炼，增强机体的抗病能力，以减少上呼吸道感染、咽喉炎、扁桃体炎等疾病的侵袭。

2　一旦发生咽炎、流行性感冒、脓疱疮性皮肤病等链球菌感染时，应立即加以彻底治疗。

3　糖尿病和高血压很容易并发肾炎，极易引起尿毒症。因此，平时一定要养成良好的生活习惯：改掉酗酒、吸烟等不良嗜好；定期进行身体健康检查，及早发现糖尿病和高血压，并有效地控制血糖和血压。

选定穴位

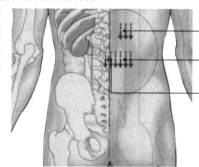

脾俞：背部，当第11胸椎棘突下，旁开1.5寸。
肾俞：腰部，当第2腰椎棘突下，旁开1.5寸。
命门：在第2腰椎棘突下，肚脐正后方处。

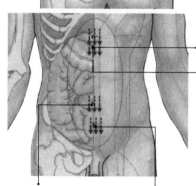

上脘：腹部，前正中线上，当脐中上5寸。
中脘：腹部，前正中线上，脐中上4寸。

气海：体前正中线，脐下1.5寸。
关元：下腹部，前正中线上，当脐中下3寸。
三阴交：小腿内侧，足内踝尖上3寸，胫骨内侧缘后方。
太溪：足内侧，内踝后方与脚跟骨筋腱之间的凹陷处。

刮痧方法

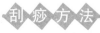
1 推刮30次（适度）

癫痫

症 状

癫痫，俗称羊癫风，是一种发作性神经异常的疾病。当此病发作时，患者的主要表现为：突然性的意识丧失，全身出现抽搐症状。

◎预防

1 癫痫病人在选择婚配对象时，应避免与有癫痫家族史的人结婚。

2 对于高龄初产妇，如预计生产过程不顺利，应及早剖腹取胎，这样可以避免因缺氧、窒息、产伤而引起婴儿日后患癫痫。

3 对于各种颅内感染引起的癫痫，要积极地预防这些感染的发生，一旦发生了颅内感染性疾病，应及早诊断，正确治疗，减轻脑组织损伤的程度。

4 高热惊厥患者以后约有15%转变成癫痫，如对有复发可能的高热惊厥，应及早地采取预防措施。

选定穴位

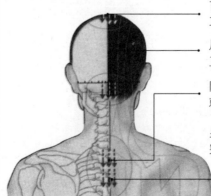

百会：头部，当前发际正中直上5寸或两耳尖连线中点处。

风府：后发际正中直上1寸，横外隆凸直下凹陷中。

陶道：背部，当后正中线上，第1胸椎棘突下凹陷中。

身柱：背部，当后正中线上，第3胸椎棘突下凹陷中。

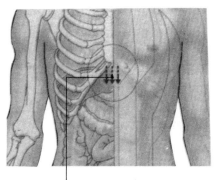

鸠尾：位于脐上7寸，棘突下0.5寸。

丰隆：外膝眼到外踝尖连线中点处。

太冲：人体脚背部第1、2跖骨结合部之前凹陷处。

刮痧方法

① 面刮30次（重度）

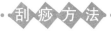

甲亢

症状

　　甲亢是甲状腺功能亢进的简称，是由多种原因引起的甲状腺激素分泌过多所致的一组常见内分泌疾病。主要临床表现为多食、消瘦、畏热、多汗、心悸、激动等高代谢症候群，神经和血管兴奋增强，以及不同程度的甲状腺肿大和眼突、手颤、颈部血管杂音等为特征，严重的可出现甲亢危相、昏迷甚至危及生命。

◎预防

1　保持精神愉快、心情舒畅，合理地释放压力。

2　合理饮食，避免刺激性食物。

3　扶助脾胃，增强体质，提高自身的免疫力和抗病能力。

4　起居规律，不要过分疲劳，压力大的都市白领女性更要注意。

5　甲亢病人要减少含碘食物的摄入，可预防发病。

选定穴位

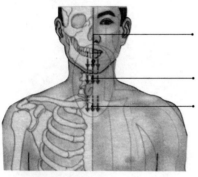

承浆：面部，当颏唇沟的正中凹陷处。

廉泉：颈部，当前正中线上喉结上方，舌骨上缘凹陷处。

天突：胸骨上窝中央。

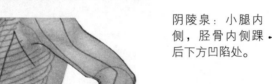

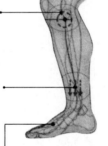

阴陵泉：小腿内侧，胫骨内侧踝后下方凹陷处。

三阴交：小腿内侧，足内踝尖上3寸，胫骨内侧缘后方。

手三里：前臂背面挠侧，当阳溪与曲池连线上，肘横纹下2寸。

太冲：人体脚背部第1、2跖骨结合部之前凹陷处。

刮痧方法

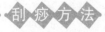

① 面刮、点按、平面按揉30次（适度）

糖尿病

症 状

糖尿病，即尿中含糖的一种病症，它是一种以糖代谢紊乱为主的慢性内分泌疾病。

它的发病原因是人体中促使糖代谢的胰岛素分泌过少时，糖的代谢速度变慢，从而使患者血糖上升，尿中含糖。糖尿病在严重的时候，会出现酮中毒昏迷，有可能危及生命。

◎预防

1　不暴饮暴食，生活有规律，吃饭要细嚼慢咽，多吃蔬菜，尽可能不在短时间内吃含葡萄糖、蔗糖量大的食品，防止血糖在短时间内快速上升。

2　保持有规律的性生活，不要吃过量的抗生素，因为病毒感染和过量抗生素会诱发糖尿病。

3　糖耐量不正常或有糖尿病家族史者可以每年吃三个月的烟酰胺、Vbl、Vb6、甲基Vbl2（弥可保）增强胰腺功能；在季节更替时吃半个月的vc，ve，在最大限度内防止糖尿病的发生。

4　多锻炼身体，少熬夜。

刮 痧 方 法

❶ 面刮、平面按揉30次（轻度）

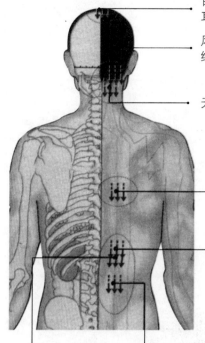

百会：头部，当前发际正中直上5寸或两耳尖连线中点处。

风池：后颈部，后头骨下，两条大筋外缘陷窝处，相当于耳垂齐平。

天柱：斜方肌外缘的后发际凹陷处。

心俞：背部，当第5胸椎棘突下，旁开1.5寸。

胆俞：背部，第10胸椎棘突下，旁开1.5寸。

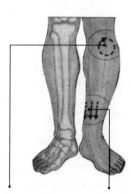

脾俞：背部，第11胸椎棘突下，旁开1.5寸。

肾俞：腰部，第2腰椎棘突下，旁开1.5寸。

足三里：外膝眼下3寸，距胫骨前嵴1横指，当胫骨前肌上。

三阴交：小腿内侧，足内踝尖上3寸，胫骨内侧缘后方。

神经衰弱

　　神经衰弱，多见于青年人和中年人，其表现主要为：头痛，头晕，睡眠不好。记忆力减退，疲惫无力等。

　　神经衰弱的病因不明，但是通常认为，这是由于高级神经过度紧张后，神经活动处于相对疲乏的一种状态。

◎预防

1　提高自己的心理素质，增强机体的自我防卫能力。

2　保持良好的情绪，避免长期处于悲观失望、消极厌世、愁闷忧虑等消极情绪。

3　注意睡眠卫生，保证睡眠时间、按时睡眠、克服不规则睡眠。

4　加强体育锻炼。

5　要注意劳逸结合。

选定穴位

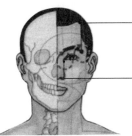

太阳：在耳廓前面，前额两侧，外眼角延长线的上方，在两眉梢后凹陷处。

晴明：面部，目内眦捎后方凹陷处。

阳白：前额部，当瞳孔直上，眉上1寸。

地仓：人体的面部，口角外侧，上直对瞳孔处。

颊车：在面颊部，下颌骨前上方约一横指（中指）。

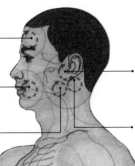

听会：耳屏间切迹的前方，下颌骨髁状突的后缘，张口有凹陷处。

翳风：耳垂后，乳突前下方凹陷处。

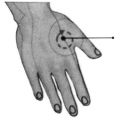

合谷：手背第1、2掌骨间，第2掌骨桡侧的中点处。

内庭：足背第2、3趾间缝纹端。

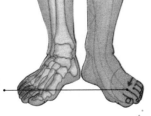

刮痧方法

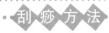

① 平面按揉、垂直按揉50次（重度）

面神经瘫痪

症 状

面神经瘫痪，即面神经受损，表现为面部肌肉运动出现障碍。通常患者很难或无法控制面部表情和动作。

此病主要是其他疾病引起面神经受损所致，较为常见的致病因素是风湿或慢性中耳炎，有时，肿瘤、脑溢血等也可引发本病。

◎预防

1　注意保暖，应避开风寒对面部的直接袭击，尤其是年老体弱、病后、过劳、酒后及患有高血压病、关节炎、神经痛等慢性疾病者，尽可能不要迎风走。

2　遇到大风和寒冷的天气，出门时要轻拍、轻按面部、耳后、颈部的一些重要穴位，增加自己的御寒能力。

3　身体虚弱者要增强体质，提高抗病能力。

4　夏天即使再热也要避免因为贪凉而直接对着空调、电扇吹。

5　要以乐观平和的精神状态面对工作和生活，避免过度劳累。

选定穴位

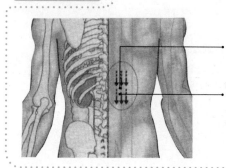

脾俞：背部，当第11胸椎棘突下，旁开1.5寸。

胃俞：背部，第12胸椎棘突下，旁开1.5寸。

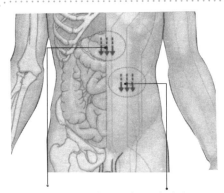 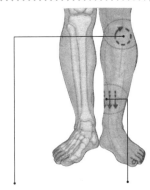

中脘：前正中线上，脐中上4寸。

天枢：腹中部，平脐中，距脐中2寸处。

足三里：外膝眼下3寸，距胫骨前嵴1横指，当胫骨前肌上。

三阴交：小腿内侧，足内踝尖上3寸，胫骨内侧缘后方。

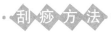

刮 痧 方 法

① 推刮、平面按揉30次（适度）

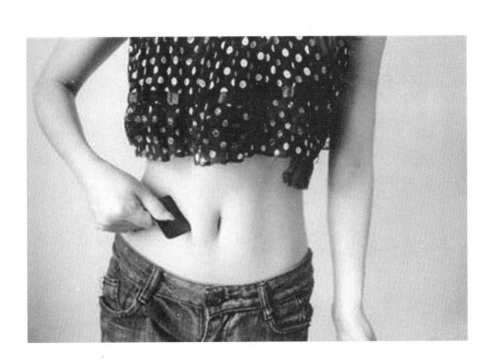

第四章

外科疾病

落 枕

症 状

　　落枕又称颈肌痉挛，是急性单纯性颈项肌肉僵硬、疼痛，颈部转动受限的一种病症。常于起床后突感一侧颈项强直，不能俯仰转侧，患侧肌肉痉挛，酸楚疼痛，并向同侧肩背及上臂扩散。轻者可以自愈，但易反复发作。本病多因颈部肌肉过度疲劳、感受风寒、夜间睡眠姿势不当、枕头高低不适，使颈部肌肉遭受较长时间的牵拉而发生痉挛。

选定穴位

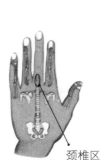

颈椎区

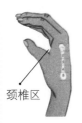
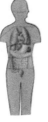
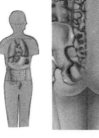

颈椎区

大椎

风府：在颈后区，枕外隆凸直下，两侧斜方肌之间凹陷处。

风池：位于后头骨下，2条大筋外缘凹陷处。

天柱：哑门旁开1.3寸。

肩中俞：在背部，当第7颈椎棘突下，旁开2寸。

肩井：位于大椎与肩峰连线的中点。

风门：第2胸椎棘突下旁开1.5寸，对称取穴。

养老：在前臂背面尺侧，当尺骨小头近端桡侧凹陷处。

后溪：位于第5掌骨小头后方尺侧的赤白肉际处。

中渚：位于手背第4、5掌骨间，掌指关节后方凹陷处。

落枕：位于手背第2、3掌骨间，掌指关节后约5分处。

日常刮痧方法

方法一： 刮拭手部经穴和全息穴区快速治落枕

▶ 1 垂直按揉手背患侧落枕、中渚，刮拭养老、后溪。

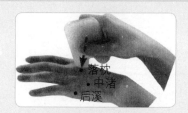

▶ 2 用垂直按揉法按揉第2掌骨桡侧颈椎区，仔细在颈椎区范围内寻找疼痛敏感点，重点按揉。

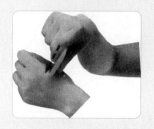

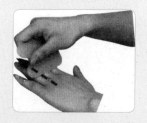

▶ 3 用面刮法刮拭第3掌骨颈椎区。

方法二 刮拭颈背部相关经穴

1 用面刮法从上向下分段刮拭督脉风府至大椎。

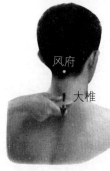

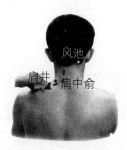

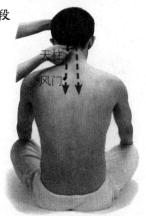

2 用单角法刮拭风池，面刮法从风池刮至肩井，重点从内向外刮拭肩中俞、肩井。

3 用面刮法从上向下分段刮拭患侧天柱至风门。

颈椎病

颈椎病早期起源于椎间盘退行性改变，随年龄增长及劳损、外伤等因素而加剧，到40岁左右，可能达到质变的程度，而出现椎间盘变性突出、椎体前后缘唇样骨性增生、小关节肥大性改变或半脱位等一系列病理变化。这些变化均可导致颈神经根、椎动脉、脊髓等受到刺激或压迫，而产生一系列更为复杂的症状。根据寒热虚实体质配刮痧搭档可以加快疏通经络气血的速度，缓解症状，巩固疗效，增强体质。

选定穴位

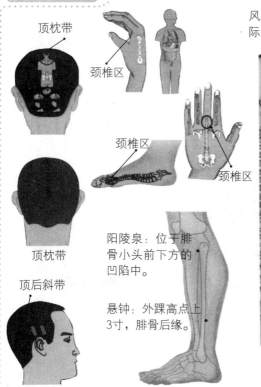

顶枕带

颈椎区

颈椎区

颈椎区

顶枕带

顶后斜带

风府：位于后发际正中直上1寸。

风池：位于后头骨下，两条大筋外缘陷窝处。

天柱：在项部，大筋外缘之后发际凹陷中，约当后发际正中旁开1.3寸。

肩井：位于大椎与肩峰连线的中点。

大杼：位于第1胸椎棘突下1.5寸。

身柱：位于第3胸椎棘突下凹陷中。

外关：位于腕背横纹上2寸，两骨之间。

阳陵泉：位于腓骨小头前下方的凹陷中。

悬钟：外踝高点上3寸，腓骨后缘。

中渚：位于手背第4、5掌骨间，掌骨关节后方凹陷处。

日常刮痧方法

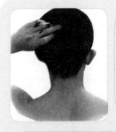

方法一　刮拭头部、手足部对应颈椎的全息穴区

1　用厉刮法刮拭头部顶枕带上1/3段、顶后斜带。

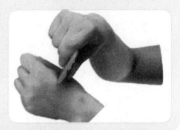

2　刮拭手背中指第3节颈椎区，内侧大拇指后的颈椎区。对刮痧板下感觉不平顺，有结节或疼痛感的部位须重点缓慢刮拭。

方法二　刮拭颈背部相关经穴

1　用面刮法从上向下分段刮拭后颈部风府至身柱。用刮痧板双角部从上向下分段刮拭颈部两侧的天柱至大杼。

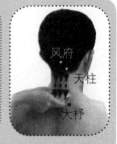

风府
天柱
大杼

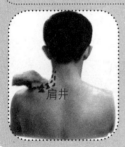

肩井

2　用单角刮法刮拭风池，用面刮法分段刮拭双侧风池至肩井，重点刮拭肩井。刮拭过程中对有疼痛、结节和肌肉紧张僵硬的区域应重点刮拭。

方法三　刮拭四肢相关经穴

1　用面刮法从上向下刮拭上肢外关。

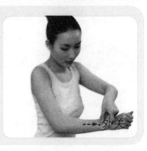

外关

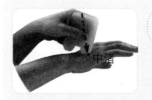

2 用垂直按揉法按揉手背中渚。

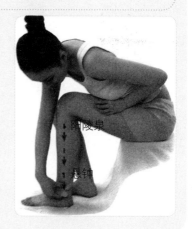

3 用面刮法从上向下分段刮拭阳陵泉至悬钟。

肩周炎

症 状

肩周炎主要表现为肩周同疼痛及活动功能障碍。其名称较多，如本病好发于50岁左右，因而被称为"五十肩"；又因患者局部常畏寒怕冷且活动明显受限，形同冰冷而固结，故称"冻结肩"；此外还有肩风、肩凝症等称谓。本病多由慢性劳损、外伤筋骨，复感风寒湿邪而致气血运行不畅，经脉痹阻不通。肩关节在夜间、阴湿天气、劳累过后，疼痛尤甚。

肩周炎患者虚寒体质者较多，病变日久，局部瘀血阻络严重。

选定穴位

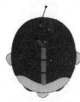

顶后斜带

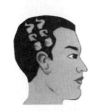

顶颞前、后斜带

肩井：位于大椎与肩峰连线的中点。

肩髎：肩后方，当臂外展时，于肩峰后下方呈现凹陷处。

肩髃：三角肌上肩峰前下方，前臂外展时，于肩峰前下方呈现凹陷处。

臂臑：臂外侧、三角肌止点处

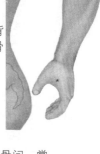

外关：位于腕背横纹上2寸，两骨之间。

中渚：位于手背第4、5掌骨间，掌指关节后方凹陷处。

日常刮痧方法

方法一：刮拭头部全息穴区

▶ 用厉刮法刮拭顶后斜带，顶颞前，后斜带中1/3段。

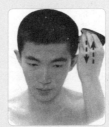
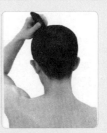

方法二　刮拭上肢相关经穴

用平面按揉法刮拭外关。用垂直按揉法按揉中渚。

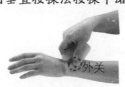
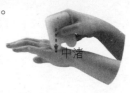

外关

中渚

方法三：肩痛上举难的刮痧方法

▶ 1 用面刮法从内向外刮拭肩和结节的部位重点刮拭。

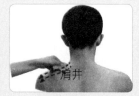

肩井

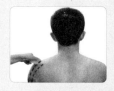

▶ 2 用面刮法从内向外，从上肩峰处肩髃向下刮拭至三角肌根部臂臑，并用面刮法刮拭腋窝下面。

方法四 肩痛前伸难的刮痧方法

用单角刮法从上向下刮拭腋后线，对有疼痛和结节的部位重点刮拭。

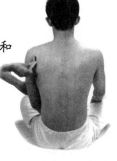

方法五：肩痛后伸难的刮痧方法

▶ 单角刮法从上向下刮拭腋前线，对有疼痛和结节的部位重点刮拭。

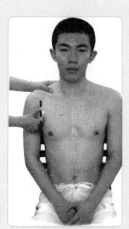

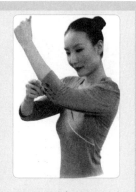

▶ 2 用面刮法从上向下刮拭肘关节外侧，对有疼痛和结节的部位重点刮拭。

腰 痛

症状

腰痛，是由各种原因引起的腰部一侧、两侧疼痛或者连同脊椎一起有疼痛感的病症，多见于腰肌劳损、脊椎关节退行性疾病，或由肾脏、生殖器官病变引起。中医认为，凡受寒湿邪侵，或负重跌挫而致邪阻瘀滞，或年老体弱而精血不足均可引起腰痛。

选定穴位

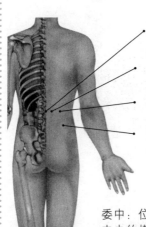

命门：位于第2腰椎棘突下，向前和肚脐相对。

肾俞：位于第2腰椎棘突下，旁开1.5寸处。

志室：位于第2腰椎棘突下，旁开3寸处。

腰眼：位于第4腰椎棘突下，旁开3.5寸凹陷中。

委中：位于腘窝正中央的横纹上，两条大筋的中间。

委阳：位于腘窝横纹外侧端，股二头肌腱内缘。

额顶带

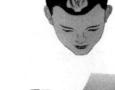

腰区

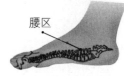

阴谷：半屈膝，膝弯内侧头上。

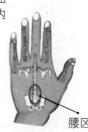

腰区

日常刮痧方法

方法一 刮拭腰部相关经穴

用面刮法从上向下刮拭命门，再分别刮拭两侧肾俞、志室。并用面刮法分别从上向下刮拭两侧腰眼。

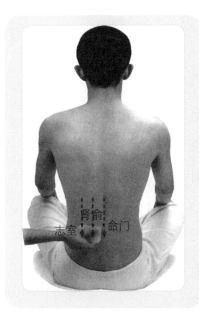

志室 肾俞 命门

方法二 刮拭或拍打膝窝经穴

在膝窝部位涂匀刮痧油，用拍打法拍打膝窝，拍打的范围应涵盖膝窝委阳、委中、阴谷3穴位。注意拍打力度由轻渐重，两次拍打要有间歇。对疼痛敏感者可以用而刮法刮拭膝窝。

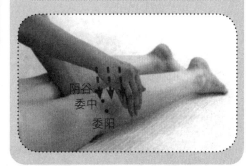

阴谷
委中
委阳

方法三 刮拭后头部、手足对应腰部的全息穴区

1 用厉刮法刮拭后头部额顶带后1/3段。

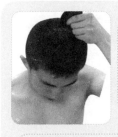

2 用面刮法缓慢刮拭第3掌骨腰区，足跟前的腰区，对刮痧板下有疼痛感、感觉不平顺或有结节的部位重点缓慢刮拭。

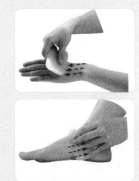

膝关节痛

症 状

　　膝关节痛是因风湿性或类风湿性关节炎、膝关节韧带损伤、膝关节半月板损伤、膝关节骨质增生、髌骨软化、膝关节脂肪垫劳损、膝关节创伤性滑膜炎、膝关节周围纤维组织炎、膝关节扭伤等多种疾病产生的共有症状。无论各种原因的膝关节损伤，当局部肿胀明显时，局部刮拭均应用补法。膝关节韧带损伤严重或关节腔内肿胀严重时，局部不宜刮拭，可刮拭远端经穴，或刮拭其他部位的全息穴区。

选定穴位

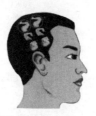

顶隅后斜带　顶额前斜带

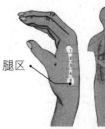

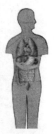

腿区

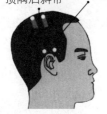

血海：位于髌骨内上缘上2寸，股内侧肌隆起处。

阴陵泉：位于胫骨内侧髁下缘，胫骨后缘与腓肠之间的凹陷处。

梁丘：位于髌骨外上缘上2寸，当髌骨前上棘与髌骨外上的连线上。

鹤顶：位于膝关节髌骨上缘正中的凹陷处。

膝眼：在膝关节伸侧面，髌骨之下髌韧带两侧的凹陷处，左右腿共4穴。

足三里：外侧膝眼直下3寸，距胫骨前嵴1横指处。

膝阳关：位于阳陵泉直上，股骨外上髁的上方凹陷中。

阳陵泉：位于腓骨小头前下方的凹陷中。

日常刮痧方法

方法一：刮拭膝关节部位经穴

▶▶ 1　用点按法点按双膝膝眼。并用面刮法从鹤顶上方向膝下方滑动刮拭。

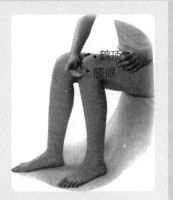

▶▶ 2　用面刮法从上向下刮拭膝关节外上方梁丘，再刮拭足三里，和膝阳关至阳陵泉。

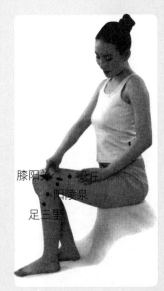

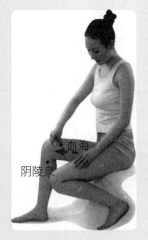

▶▶ 3　用面刮法从上向下刮拭血海、阴陵泉。

方法二　刮拭头部、手部对应膝关节的全息穴区

1　用厉刮法刮拭顶颞前、后斜带上1/3段。

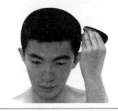

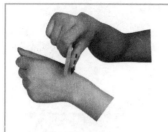

2　用垂直按揉法按揉第2掌骨桡侧腿区。仔细在腿区范围内寻找疼痛、敏感点，重点按揉。

足跟痛

症状

　　脚支撑着我们全身的重力，而足跟就是重要的受力点，长期负重得不到很好的保养，足跟部的软组织就可能出现损伤，比如发生滑囊炎、跟腱炎，或者跟骨骨刺、扭伤等，这些都会引发足跟部疼痛。足跟痛常见于中老年人。刮痧对疼痛类病变治疗效果明显，又可日常调理保健。

选定穴位

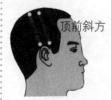

顶前斜方

足区

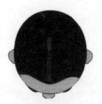

委中：腘窝横纹中央。

承山：位于小腿后腓肠肌肉两肌腱间凹陷的顶端。

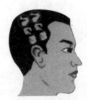

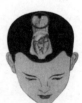

跗阳：位于外踝尖与跟腱中点上3寸处。

申脉：位于外踝下缘凹陷中。

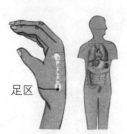

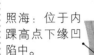

照海：位于内踝高点下缘凹陷中。

太溪：位于内踝后缘与跟腱内侧的中间，与内踝尖平齐处。

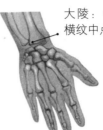

水泉：位于太溪下1寸。

大陵：位于掌后胸横纹中点。

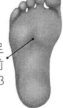

涌泉：足掌心前1/3和2/3交界处。

日常刮痧方法

方法一　刮拭头部、手部全息穴区

1　以厉刮法刮拭头部额顶带后1/3，顶颞前斜带上1/3，顶颞后斜带上1/3（双侧）。

2　用垂直按揉法按揉第2掌骨桡侧足区。

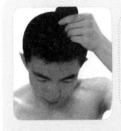

方法二　刮拭上下肢相关经穴

1　以面刮法从上向下刮拭患侧下肢委中至承山、跗阳穴至申脉。

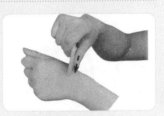

承山

跗阳·

·申脉

2　用平面按揉法按揉患侧足部太溪、水泉、照海，单角刮法刮拭患侧足底涌泉。

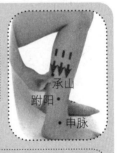

太溪

照海　水泉

腓肠肌痉挛

症状

腓肠肌痉挛是个医学术语，听起来可能有点陌生，其实它的俗名叫"小腿肚转筋"。常在受寒或姿势突然改变，或大量出汗后发生。痉挛时，局部会剧烈疼痛，不能活动。

现代医学认为腓肠肌痉挛与体内缺钙和出汗后钾盐、钠盐的流失有关，经常腓肠肌痉挛者应警惕下肢血管病变。中医认为此病与气血不足、寒凝经络有关。

选定穴位

人中：鼻唇沟的上1/3与下2/3的交点。

合谷：位于手背部第2掌骨桡侧缘的中点。

液门：位于第4、5指缝间，掌指关节前下方的凹陷中。

阳陵泉：胫骨内侧髁下缘，胫骨后缘与腓肠肌之间的凹陷处。

筑宾：小腿内侧，太溪与明谷的连线上，太溪上5寸，腓肠肌肌腹的内下方。

三阴交：位于内踝尖上3寸。

阳陵泉：位于腓骨小头前下方的凹陷中。

悬钟：外踝高点上3寸，腓骨后缘。

委中：腘窝横纹中央

委阳：位于腘弯横纹外侧，股二头肌肌腱内缘。

承筋：位于腓肠肌肌腱中央。

承山：位于小腿后腓肠肌两肌腹间凹陷的顶端。

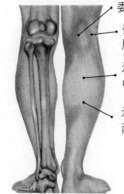

腓肠肌痉挛发作时

方法一：点按人中

▶ 人中主治中风、昏迷、昏厥、抽搐、急性腰扭伤等病症。点按人中可快速缓解腓肠肌痉挛。

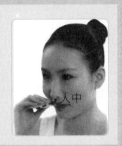

人中

方法二 按压合谷

1 迅速掐压合谷20～30秒钟之后，可缓解肌肉痉挛。

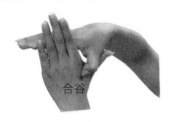

合谷

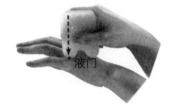

液门

2 用垂直按揉法按揉手背液门。

日常刮痧方法

方法：刮拭下肢相关经穴

▶ 1 拍打膝窝委中。

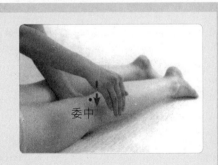

委中

▶▶ 2 用面刮法自上而下刮拭承筋至承山、筑宾。以同样方法刮拭阳陵泉至悬钟，阴陵泉至三阴交。

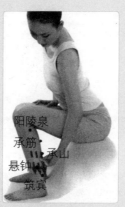

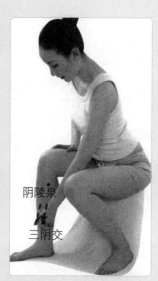

荨麻疹

症状

　　荨麻疹是皮肤上突然出现的红色或苍白色大小不等的风团，这些风团界线清楚，形态不一，可为圆形或不规则形，而且会随搔抓而增多、增大。患者会感到灼热、剧痒，大多持续半小时至数小时自然消退，消退后不留痕迹。除皮肤外，亦可发于胃肠、喉头黏膜，甚则窒息而危及生命。

　　荨麻疹多为血虚生风之证，若荨麻疹色红而艳多为体内有热，风团此起彼伏不间断为实证，色白而淡多为体内虚寒，风团若隐若现为气血不足之虚证。

选定穴位

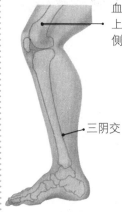

血海：位于髌骨内上缘上2寸，股内侧肌隆起处。

三阴交

荨麻疹发病区域同水平段的脊椎对应区。

风池

治痒穴：位于上臂外侧，肩峰直下，三角肌下部（即肱骨后缘与腋窝相平齐处）。

膈俞：位于第7胸椎棘突下旁开1.5寸。

肝俞：位于第9胸椎棘突下旁开1.5寸。

曲池：肘横纹桡侧端稍外方的凹陷中。

手三里：位于曲池下2寸，握拳曲肘时，在肱桡肌呈凹陷处。

日常刮痧方法

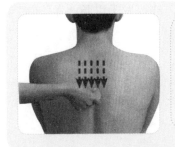

方法一　刮拭背部全息穴区

以面刮法和双角刮法刮拭荨麻疹发病区域同水平段的脊椎对应区。

方法二　刮拭头部胆经，背部膀胱经俞穴

1　以单角刮拭头颈部双侧风池。

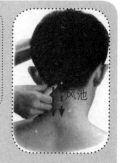

风池

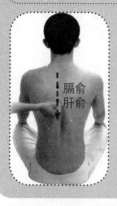

膈俞
肝俞

2　以面刮法刮拭背部膈俞至肝俞。

方法三　刮拭上肢大肠经，奇穴治痒穴，下肢脾经俞穴

1　用面刮法刮拭上肢双侧曲池至手三里，奇穴双侧治痒穴。

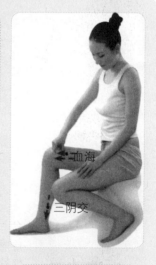

血海

三阴交

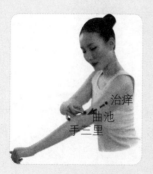

治痒
曲池
手三里

2　用面刮法刮拭下肢双侧血海、三阴交。

痔疮

症 状

　　痔疮是直肠下端黏膜和肛管皮下静脉丛因回流受阻，而扩大曲张形成的静脉团。此病与长期从事坐位或站立工作、或肩挑负重、跋涉远行、久痢、久泄、便秘、嗜食辛辣油腻食物有关。外痔有明显症状，如肛门部有少量炎性分泌物、肛门肿胀疼痛等。内痔早期不易发现，可出现便血（血色鲜红，不与粪便相混）。

选定穴位

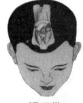
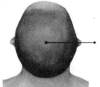

额顶带

百会：位于两耳直上头顶正中处。

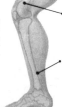

血海：位于髌骨内上缘上2寸，股内侧肌隆起处。

三阴交：位于内踝尖上3寸。

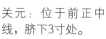

关元：位于前正中线，脐下3寸处。

中极：位于前正中线上，耻骨联合上缘上1寸。

痔疮：于3、4腰椎棘突附近寻找充血点即是。

腰俞：位于骶管裂孔中凹陷处。

长强：位于尾骨尖下方的凹陷中。

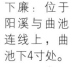

手三里：位于曲池下2寸，握拳曲肘时，在肱桡肌呈凹陷处。

下廉：位于阳溪与曲池连线上，曲池下4寸处。

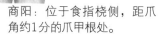

商阳：位于食指桡侧，距爪角约1分的爪甲根处。

日常刮痧方法

方法一：刮拭头部全息穴区、手部经穴

▶ 1 以厉刮法刮拭额顶带中1/3及后1/3。

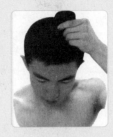

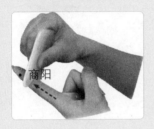
商阳

▶ 2 用刮痧板的凹槽刮拭拇指及食指，用推刮法刮拭商阳。

方法二 刮拭四肢相关经穴

1 以面刮法刮拭上肢手三里至下廉。

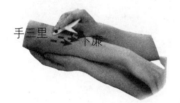
手三里　下廉

2 用面刮法或平面按揉法刮拭下肢血海和三阴交。

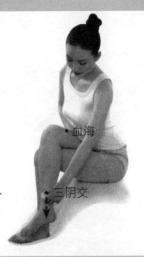
血海
三阴交

方法三：刮拭头部、背部、腹部相关经穴

▶ 1 用单角刮法刮拭头顶百会。并以面刮法刮拭背部腰俞至长强，及腰部奇穴痔疮。

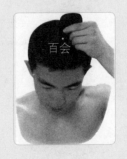
百会

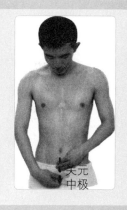

▶2 用面刮法从上向下刮拭腹部关元至中极。

关元
中极

网球肘

症状

网球肘，是指手肘外侧的肌腱发炎疼痛。疼痛的产生是由于负责手腕及手指背向伸展的肌肉重复用力而引起的。患者会在用力抓握或提举物体时感到肘部外侧疼痛。网球肘是过劳性综合征的典型例子。

◎注意事项

1 加强手臂、手的力量练习和柔韧练习。运动的强度要合理，不可使手臂过度疲劳。

2 平时电脑打字、料理家务前，要充分做好热身运动，尤其是手臂和手腕的内旋、外旋、背伸练习。

3 每次运动后，要进行放松练习。最好是按摩手臂，使肌肉柔软不僵硬，减少"网球肘"的产生。

4 在混凝土球场上打球会加大手臂的负荷，应该选择柔软的场地。

5 球拍线的张力越大，球拍越重，肘部的作用力就越大。所以要选择钛合金或碳素的球拍，调整到合适的张力，这样就可以减少受伤的概率。

选定穴位

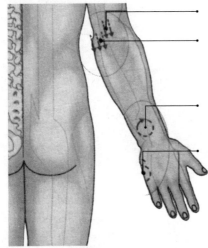

天井：垂臂微屈肘，肘尖上1寸凹陷处。

小海：屈肘，当尺骨鹰嘴于肱骨内上髁之间凹陷处

外关：前臂背侧，当阳池与肘尖的连线上，腕背横纹上2寸，尺骨与桡骨之间。

后溪：微握拳，第5指掌关节后外侧，在手掌感情线的横纹尽头，赤白肉际处。

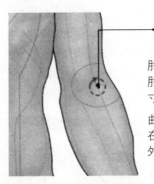

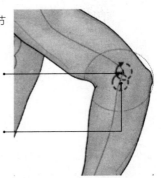

尺泽：手肘内侧关节中央略偏拇指侧。

肘髎：臂外侧，屈肘，曲池穴上方1寸，当肱骨边缘处。

曲池：屈肘成直角，在肘横纹外侧与肱骨外上踝连线中点处。

刮痧方法

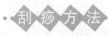

① 平面按揉60次（轻度）

急性腰肌扭伤

症 状

急性腰肌扭伤是腰部肌肉、筋膜、韧带等软组织，因外力作用，突然受到过度牵拉而引起的急性撕裂伤，常发生于搬抬重物、腰部肌肉强力收缩时。急性腰肌扭伤可使腰骶部肌肉的附着点、骨膜、筋膜和韧带等组织撕裂。

◎注意事项

1　掌握正确的劳动姿势，在扛、抬重物时要尽量使胸、腰部挺直，髋膝部屈曲，起身要以下肢用力为主，站稳后再迈步。搬、提重物时，应采用半蹲位，让物体尽量贴近身体。

2　加强劳动保护，在进行扛、抬、搬、提等重体力劳动时，尽量使用护腰带，来协助稳定腰部脊柱，增强腹压及肌肉的工作效能。在寒冷潮湿环境中工作后，最好洗热水澡以祛除寒湿，消除疲劳。

3　尽量避免弯腰性强迫姿势工作时间过长。

选定穴位

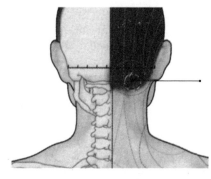

风池：后头骨下，两条大筋外缘陷窝中，相当于耳垂齐平。

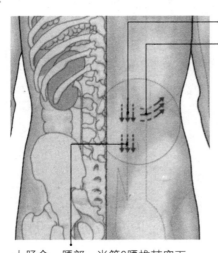

肾俞：腰部，当第2腰椎棘突下，旁开1.5寸。

志室：腰部，当第4腰椎棘突下，旁开1.5寸。

委中：横纹中点，当股二头肌腱与半腱肌肌腱的中间。

承山：小腿后面正中，委中穴与昆仑穴之间，当伸直小腿和足跟上提肘腱肠肌，肌腹下出现凹陷处。

大肠俞：腰部，当第2腰椎棘突下，旁开3寸。

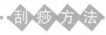

① 推刮、平面按揉50次（适度）

类风湿性关节炎

症状

　　类风湿性关节炎，又称类风湿，是一种病因尚未明了的慢性全身性炎症性疾病。类风湿性关节炎可能与患者自身内分泌、代谢、营养、地理、职业、心理和社会环境的差异、细菌和病毒感染及遗传因素等方面有关系。

◎注意事项

1　保证合理饮食，摄取足量均衡的营养，多吃瘦肉、鱼、鸡蛋、豆制品以及新鲜蔬菜和水果，提高身体免疫力。

2 养成健康的生活习惯，避免淋雨，出汗后不要立即用凉水冲洗。也不要立即吹电风扇，及时换洗汗湿的衣服。

3 避免久居低洼、潮湿的环境，房间要保持通风，衣服、毛巾、被单保持洁净、干爽，多晒太阳。

选定穴位

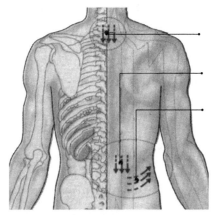

大椎：第7颈椎棘突下凹陷中。

肾俞：腰部，当第2腰椎棘突下，旁开1.5寸。

腰眼：第4腰椎棘突下，旁开约3.5寸凹陷中。

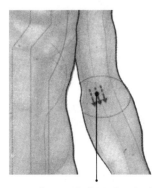

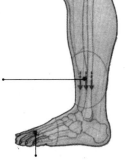

阳辅：在外踝高点直上4寸，腓骨前缘稍前处取之。

曲泽：仰掌屈肘，在肘横纹，宫二头肌腱尺侧凹陷中。

内庭：足背，当第2、3趾间，趾踝缘后方赤白肉际处。

刮痧方法

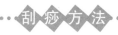

① 推刮、垂直按揉60次（适度）

胆道蛔虫病

症 状

胆道蛔虫病，是指患者体内蛔虫因钻进胆道而引发的各种病症。患者肠道内的蛔虫因环境改变而乱动，如由于发热、胃酸减少、腹泻或药物刺激等原因，如果此时胆道下端的括约肌收缩能力较弱，蛔虫就可以钻进胆道，造成病症。蛔虫钻进胆道后，还可并发胆道感染、结石、胰腺炎。

◎注意事项

养成良好的卫生习惯，饭前便后要勤洗手。肠道蛔虫病是一种传染病，传染源是蛔虫病人或带虫者，感染性虫卵通过口腔吞入肠道而成为带虫者，所以只有切断传播途径才能彻底地根除肠道蛔虫病的发生。

肠道有蛔虫的病人，驱虫治疗要彻底，否则因蛔虫轻度中毒而运动活跃，到处乱窜，极有可能钻入胆道而引发胆道蛔虫病。

选定穴位

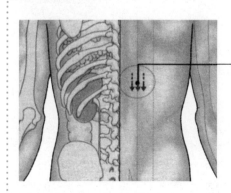

胆俞：背部，第10胸椎棘突下，旁开1.5寸。

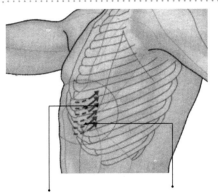

期门：胸部，当乳头直下，第6肋间隙，前正中线旁开4寸。

日月：上腹部，乳头正下方的肋骨和肚子交接处，第7肋间隙中。

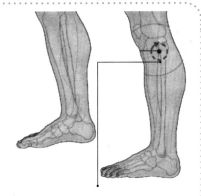

阳陵泉：人体的膝盖斜下方，小腿外侧的腓骨小头稍前凹陷处。

刮痧方法

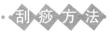

① 面刮、平面按揉50次（轻度）

腰椎间盘突出

症状

　　腰椎间盘突出症，亦称髓核突出（或脱出）或腰椎间盘纤维环破裂症，腰椎间盘突出症系指由于腰椎间盘髓核突出压迫其周围神经组织而引起的一系列症状，根据髓核突出的方向可分为单侧型腰椎间盘突出症、双侧型腰椎间盘突出症和中央型腰椎间盘突出症。

◎注意事项

　　1　改变工作姿势，注意劳逸结合。避免长期做反复单调的动作，从事长时间弯腰或长期伏案工作的人员，可以通过调整座椅和桌面的高度来改变坐姿，建议坐位工作45分钟后起立活动15分钟，使疲劳的肌肉得以恢复。

2 坚持做一些体育运动，如游泳、健美操等，做俯卧位时头、腿脚和手臂都尽量往上抬高，一起一落为一节拍，每次锻炼4个8拍，每天1～2次。

3 要养成良好的生活、工作方式，起居饮食都要规律，切忌熬夜通宵，尤其是不可坐在电脑前通宵工作或玩游戏。

选定穴位

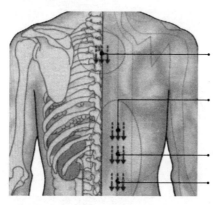

身柱：在第3胸椎棘突大凹陷中。

肝俞：背部，当第9胸椎棘突下，旁开1.5寸。

脾俞：背部，当第11胸椎棘突下，旁开1.5寸。

肾俞：腰部，当第2腰椎棘突下，旁开1.5寸。

股门：大腿后面，当承付与委中的连线上，承付下6寸处。

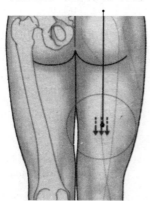

风市：大腿外侧中线上，当直立垂手肘，中指指间处。

阳陵泉：小腿外侧，当腓骨头前下方凹陷处。

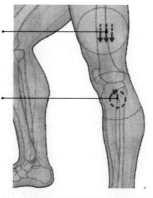

刮痧方法

❶ 面刮、平面按揉30次（轻度）

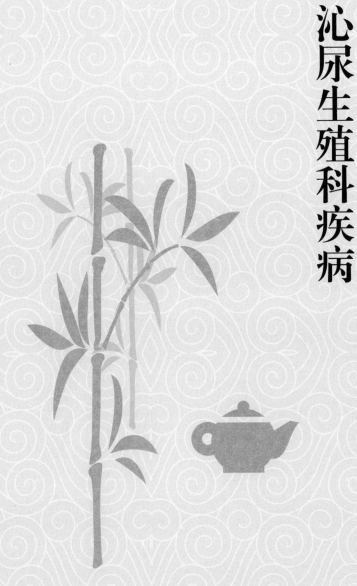

第五章

沁尿生殖科疾病

月经不调

症 状

　　月经的周期或经量出现异常，都称为月经不调。中医学认为月经提前、量多色鲜红为血热，月经推后、经期延长、月经过少、血色暗红夹有血块为血瘀；若血量少而色淡为血虚；月经先后无定期、经期延长、或月经过少，伴有情志郁结，为气滞血瘀。各种证型的月经不调都可参照下面方法刮痧，只是血虚证用补法刮拭，其余证型用平补平泻法刮拭。

选定穴位

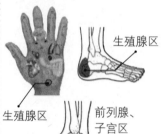

生殖腺区

生殖腺区

前列腺、子宫区

子宫、卵巢脊椎对应区

肝俞：位于第9胸椎棘突下旁开1.5寸。

脾俞：位于第11胸椎棘突下旁开1.5寸。

肾俞：位于第2与第3腰椎棘突间凹陷处的外侧1.5寸处。

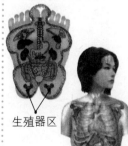

生殖器区

膀胱、子宫及卵巢投影区

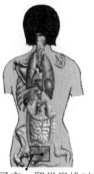

气海：位于前正中线，脐下1.5寸处。

关元：位于前正中线，脐下3寸处

归来：位于人体的下腹部，当脐中下4寸，距前正中线2寸。

血海：位于髌骨内上缘上2寸，股内侧肌隆起处。

交信：在小腿内侧，当太溪直上2寸，腹溜前0.5寸，胫骨内侧缘的后方。

太溪：位于内踝后缘与跟腱内侧的中间，与内踝尖平齐处。

太冲：位于足拇指与次趾的趾缝后约2寸处。

日常刮痧方法

方法一：刮拭腹、背部经穴和子宫、卵巢体表投影区

▶ 1　用面刮法从上向下刮拭背腰部肝俞、脾俞、肾俞。

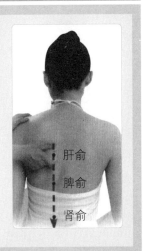

肝俞
脾俞
肾俞

▶ 2　用面刮法从上向下刮拭气海至关元，归来。

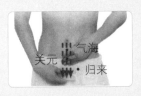

气海
关元
归来

方法二　刮拭下肢经穴

用面刮法从上向下刮拭血海、交信，垂直按揉太冲，平面按揉太溪。

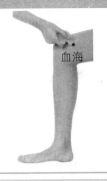

血海

方法三：刮拭手掌及足底、足跟内外侧生殖器官对应区

▶ 平面按揉手掌和足底及足踝内外侧生殖器官全息穴区。

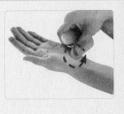

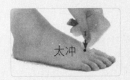

太冲

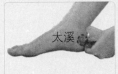

太溪

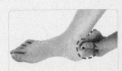

痛经

症状

女性在月经前后和月经期间，如受寒凉侵袭，或情志抑郁、紧张，或运动过度，生殖器官有炎症、病变等都会导致痛经。轻者，小腹及腰部隐约阵痛，多为虚证；重者小腹疼痛剧烈，腰部有强烈坠胀感，甚至伴有面色苍白、冷汗淋漓、手足厥冷、泛恶呕吐等症状，多为实证。腹痛得温则舒，经血色暗为体内有寒。

痛经发作时刮拭手部第2掌骨、足部、头部生殖器官全息穴区，可以有效缓解痛经。非月经期，特别是经前刮拭腰骶部和腹部经穴，可以减缓痛经症状，或预防痛经发生。

选定穴位

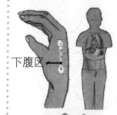

下腹区

生殖器区

生殖器区

前列腺、子宫

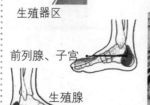

生殖腺

气海：位于前正中线，脐下1.5寸处。

中注：在下腹部，当脐中下1寸，前正中线旁开0.5寸。

中极：位于前正中线上，耻骨联合上缘上1寸。

横骨：在下腹部，当脐中下5寸，前正中线旁开0.5寸。

肝俞：位于第9胸椎棘突下旁开1.5寸。

肾俞：位于第2与第3腰椎棘突间凹陷处的外侧1.5寸处。

八髎：位于一二三四骶后孔中，左右共八穴，故名。

阴陵泉：胫骨内侧髁下缘，胫骨后缘与腓肠肌之间的凹陷处。

地机：位于人体的小腿内侧，当内踝尖与阳陵泉的连线上，阳陵泉下3寸。

太冲

三阴交

日常刮痧方法

方法一　刮拭背部、腹部经穴

1　从上向下刮拭腹部任脉气海至中极，肾经中注至横骨。

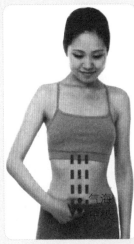

气海
中极

2　用面刮拭自上而下刮拭腰部肝俞、肾俞，用双角刮法刮拭八髎。

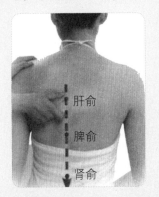

肝俞
脾俞
肾俞

方法二　刮拭手部、足部全息穴区

1　用垂直按揉法按揉第2掌骨桡侧下腹穴，寻找疼痛敏感点，重点按揉。

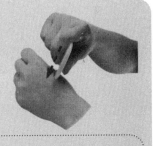

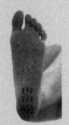

2　用面刮法刮拭足底生殖器官穴区。

3　用平面按揉法按揉足踝内外侧生殖器官穴区。

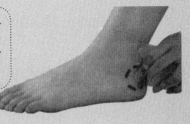

方法三　刮拭下肢经穴

从上向下刮拭下肢脾经阴陵泉
至地机、三阴交。垂直按揉足部肝
经太冲。

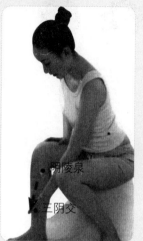

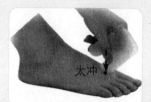

太冲

阴陵泉

三阴交

闭 经

症 状

闭经或称经闭，是指女子年逾18岁，月经尚未来潮，或曾来而又中断，达3个月以上的病症。闭经有多种原因，中医学根据闭经的原因分为血枯经闭和血滞经闭两大类。先天肾气不足，或后天肝肾亏损，或反复出血而闭经为血枯经闭，为气血不足的虚证；精神刺激，郁怒伤肝，肝气郁结，或经期受凉，致成闭经为血滞经闭，为气滞血瘀的实证。血枯经闭要用补法刮拭，血滞经闭用平补平泻法刮拭。

选定穴位

额顶带后1/3段　额旁3带

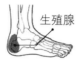
生殖腺

血海：位于髌骨内上缘上2寸，股内侧肌隆起处。

地机：位于人体小腿内侧，当内踝尖与阴陵泉的连线上，阴陵泉下3寸。

三阴交：位于内踝尖上3寸。

太溪：位于内踝跟腱的中点。

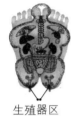
前列腺、子宫

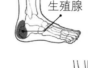

生殖器区

太冲：位于足拇指与次趾的趾腱后约2寸处。

足三里：位于外侧膝眼直下3寸，距胫骨前嵴一横指处。

丰隆：位于从外踝前缘平齐处踝尖处到外膝眼连线的1/2处。

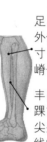

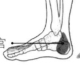

膈俞
脾俞
肾俞
次髎

气海：位于前正中线，脐下1.5寸处。

中极：位于前正中线，耻骨联合缘上1寸。

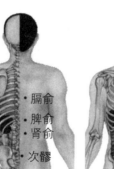

日常刮痧方法

方法一：刮拭头部额旁3带、额顶带后1/3段

▶ 用厉刮法刮拭头部双侧额旁3带、额顶带后1/3段。

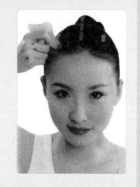

方法二　刮拭足底足跟部及足跟内外侧生殖器官区

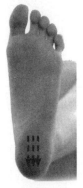

1　用面刮法刮拭足底生殖器官穴区，刮至有微热感即可。

2　用平面按揉法按揉足踝内外侧生殖器官穴区，对疼痛敏感点作重点按揉。

方法三：刮拭背部、下肢相关经穴

▶ 1　用面刮法从上向下刮拭背部双侧膈俞至脾俞、肾俞、次髎。

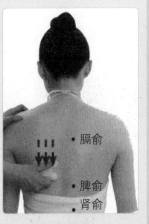

• 膈俞
• 脾俞
• 肾俞

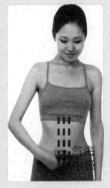

气海
中极

▶ 2　用面刮法从上向下刮拭腹部气海至中极。

▶ 3　用面刮法自上而下刮拭下肢地机至三阴交，足三里至丰隆。用垂直按揉法按揉足背太冲，按揉足踝太溪。

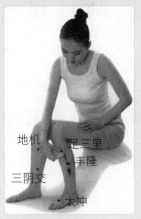

地机
三阴交
足三里
丰隆
太冲

盆腔炎（带下病）

症状

盆腔炎，中医称为"带下病"，是由湿邪影响冲任，带脉失约，冲任失固导致阴道分泌物多或色质气味异常一种病症，是女性生殖系统常见病。带下清稀、无臭，腹痛喜按为虚证，小腹寒凉喜暖为虚寒证；带下色黄腥臭为湿热，带下量多为实热证；阴道炎、子宫炎、宫颈炎，输卵管、卵巢及盆腔炎可照此刮痧，选配刮痧搭档。

选定穴位

额顶带后1/3段

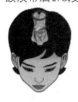

生殖腺区

前列腺、子宫

阴陵泉

三阴交

复溜

足三里：位于外侧膝眼直下3寸，距胫骨前嵴一横指处。

额旁3带

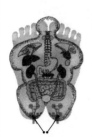

生殖腺区

脾俞：位于第11胸椎棘突下，旁开1.5寸。

肾俞：位于第2腰椎棘突下，旁开1.5寸。

次髎：位于第2骶后孔处。

百环俞：位于第4骶后孔，督脉旁开1.5寸。

下髎：位于第4骶后孔处。

气海：位于前正中线，脐下1.5寸处。

带脉：位于第11肋端直下平脐处。

关元：位于前正中线，脐下3寸处。

日常刮痧方法

方法一　刮拭头部额旁3带、额顶带后1/3段

用厉刮法刮拭头部双侧额旁3带、额顶带后1/3段。

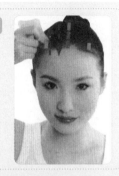

方法二　刮拭足底足跟部及足跟内外侧生殖器官区

用平面按揉法按揉足踝内外侧生殖器官穴区，刮至有微热感即可，对疼痛敏感处作重点按揉。

方法三　刮拭背部膀胱经、腹部任脉、胆经俞穴

用面刮法自上而下刮拭背部双侧脾俞至肾俞，次髎至下髎、白环俞。

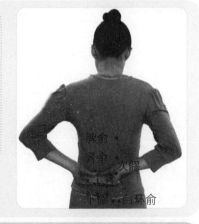

方法四　刮拭腹部任脉、胆经俞穴

1　用面刮法自上而下刮拭腹部任脉气海至关元。

2　刮拭双侧带脉。

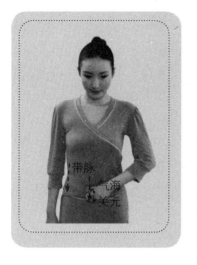

带脉
气海
关元

方法五 刮拭下肢胃经、脾经、肾经俞穴

以面刮法刮拭阴陵泉至三阴交；用平面按揉法按揉足三里和复溜。

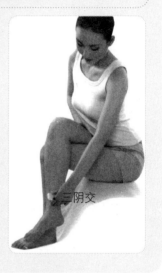

三阴交

乳腺增生

症 状

乳腺增生是女性多发病，好发于青、中年妇女，突出症状是乳房胀痛和乳内肿块。其发病原因与内分泌失调及精神因素有关。雌激素过高和孕激素过少或两激素间不协调以及乳腺组织对雌激素过分敏感，均可导致乳腺增生。乳腺增生分单纯性增生和囊性增生两类。中医认为情志不畅、痰湿阻滞、乳络不通（实证），或久病体虚、肝肾阴虚、血亏（虚证）是致病原因。

选定穴位

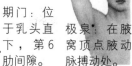

夹脊：从第1胸椎棘突下起至第5腰椎棘突下止，每椎棘突下旁开5分。

与乳房区域间水平段内的膀胱经，夹脊和督脉

膻中：居于前正中线上，两乳头之间，平第4肋间隙。

屋翳：位于乳中线上，第2肋间隙中。

期门：位于乳头直下，第6肋间隙。

极泉：在腋窝顶点腋动脉搏动处。

血海：位于腕骨上缘上2寸，股内侧肌隆起处。

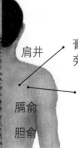

内关：位于腕横纹上2寸，两筋之间。

太冲：位于足拇趾与次趾的趾缝后约2寸处。

肩井

膏肓：位于第4胸椎棘突下，旁开3寸。

天宗：位于肩胛冈下窝的中央。

膈俞
胆俞

丰隆

侠溪：位于第4、5趾缝间，趾缘上方。

日常刮痧方法

方法一： 刮拭背部乳腺投影区

▶▶ 先刮拭一侧背部乳腺投影区。由于区域较大，可以中心划十字将其划分为4个区域，分别用面刮法从上向下刮拭。边刮拭边寻找疼痛、结节等阳性反应，并重点刮拭阳性反应。用同样的方法刮拭另一侧背部乳腺投影区。

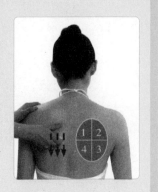

方法二 刮拭胸部、背部相关经穴

1　刮法自上而下刮拭膻中。然后沿肋骨走向刮拭屋翳和期门。

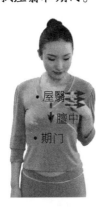

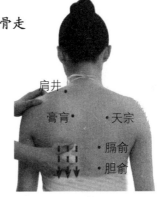

2　以面刮法由内向外刮拭肩井，并自上而下刮拭背部膀胱经双侧膏肓、膈俞至胆俞，小肠经天宗。

方法一：刮拭四肢经穴

▶ 1　用按揉法刮拭上肢极泉、内关。

▶ 2　用面刮法从上向下刮拭下肢胃经丰隆，脾经血海，垂直按揉胆经侠溪、肝经太冲。

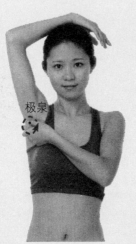

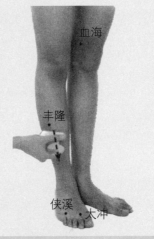

更年期综合征

症状

更年期综合征是指妇女进入绝经期前后，由于身体内分泌失调所引起的一系列症状和体征。主要表现为行经紊乱、面部潮红、易出汗、烦躁易怒、精神疲倦、头晕耳鸣、心悸失眠，甚至情志异常，有尿频、尿急、食欲不振等，可延续2～3年之久。中医认为肾虚不能濡养和温煦其他脏器是导致更年期综合征的原因。更年期综合征体内环境以虚寒或阴虚内热者居多。

选定穴位

额顶带后1/3段

额旁3带

生殖腺区

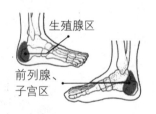

生殖腺区

前列腺、子宫区

肝俞：位于第9胸椎棘突下旁开1.5寸。

命门：第2腰椎棘突下，向前和肚脐相对。

肾俞：第2腰椎与第3腰椎棘突间凹陷处的外侧1.5寸处。

中注：位于横骨上4寸，任脉旁开5分。

大赫：位于横骨上1寸，任脉旁开5分。

内关：位于腕横纹上2寸，两筋之间。

神门：尺侧腕屈肌腱的桡侧，腕横纹上。

足三里：位于外侧膝眼直下3寸，距胫骨前嵴一横指处。

太冲：位于足拇趾与次趾的趾缝后的2寸处。

太溪：位于内踝后缘与跟腱内侧的中间，与内踝尖平齐处。

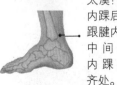

三阴交：位于内踝尖上3寸。

公孙：位于第1跖骨底的前下缘凹陷处的外侧1.5寸处。

日常刮痧方法

方法一 刮拭头部额旁3带、额顶带后1/3段

用厉刮法刮拭头部双侧额旁3带、额顶带后1/3段。

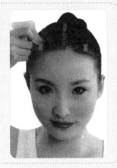

方法二 刮拭足底足跟部及足跟内外侧生殖器官区

用面刮法刮拭足侧及足底生殖器官穴区，刮至有微热感即可，对疼痛敏感点作重点按揉。

方法三 刮拭头部、背部、四肢相关经穴

1 单角刮法刮拭头部百会。用面刮法从上向下刮拭背部督脉命门、膀胱经双侧肝俞至肾俞。

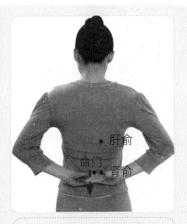

肝俞
命门
肾俞

2 面刮法从上向下刮拭腹部肾经双侧中注至大赫，上肢神门、内关，下肢足三里、三阴交，足部公孙。

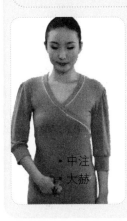

中注
大赫

3 垂直按揉法按揉足部太冲，用平面按揉法按揉太溪。

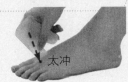

太冲

子宫脱垂

症　状

　　子宫脱垂是指子宫从正常位置沿阴道下降，宫颈外口达坐骨棘水平以下，甚至子宫全部脱出于阴道口以外的现象。子宫脱垂是一种常见的妇科病，俗称"落袋"或"阴挺"分娩造成宫颈、宫颈主韧带与子宫骶韧带的损伤及分娩后支持组织未能恢复正常为造成子宫脱垂的主要原因。未产妇发生子宫脱垂者，系因生殖器官支持组织发育不良所致。在上述病因基础上，长期慢性咳嗽、便秘、腹水或盆腹腔巨大肿瘤均可导致发病。

◎注意事项

1　接生人员要正确处理分娩过程，及时发现和仔细修补产道与骨盆底组织的裂伤。

2　注意产时卫生。分娩时，产妇尽量做到不过早和不过度用力下迸。

3　注意产褥期的卫生。产妇分娩后，应充分休息，经常改变卧姿，注意营养，尤其是体质虚弱的产妇更要加强调理；积极进行体操运动来锻炼骨盆底肌肉和腹壁肌肉，避免过早参与家务等体力劳动。

4　患有慢性咳嗽及习惯性便秘的妇女，应积极治疗。

选定穴位

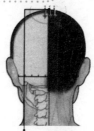

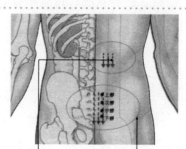

百会：头部，当前发际正中直上5寸或两耳尖连线中点处。

肾俞：腰椎，当第二腰椎棘突下，旁开1.5寸。

八髎：左右共8个穴位分别在1、2、3、4骶后孔中，合称"八穴"。

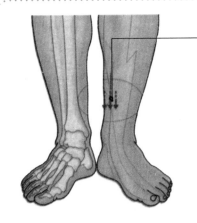

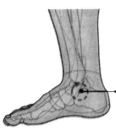

三阴交：小腿内侧足内踝尖上3寸，胫骨内侧缘后方。

照海：内踝尖正下方凹陷处。

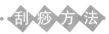

刮痧方法

① 面刮、平面按揉40次（轻度）

产后缺乳

症状

　　产后乳汁少或完全无乳，称为缺乳。乳汁的分泌与乳母的精神、情绪、营养状况、休息和劳动都有关系。任何精神上的刺激，如忧虑、惊恐、烦恼、悲伤等，都会导致乳汁分泌的减少。乳汁过少可能是由乳腺发育较差，产后出血过多或情绪欠佳等因素引起的，感染、腹泻、便溏等也可使乳汁缺少，或因乳汁不能畅流所致。中医认为本病有虚实之分。虚者多为气血虚弱，乳汁化源不足所致，一般以乳房柔软而无胀痛为辨证要点；实者则因肝气郁结，或气滞血凝，乳汁不行所致，一般以乳房胀硬或痛，或伴身热为辨证要点。需全面观察，以辨虚实。

◎注意事项

1 产前及时纠正乳头内陷，勤用湿毛巾擦洗乳头。

2 应尽早哺乳，产后6～8小时开始喂乳即可，以后每3小时喂乳1次。选择正确的喂乳姿势。

3 加强产妇营养，尽量使产妇心情舒畅，睡眠充足。

选定穴位

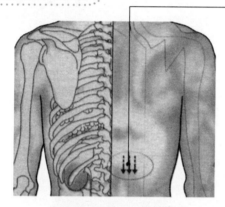
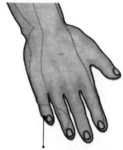
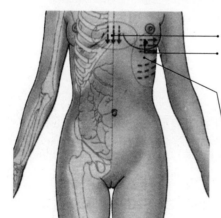

脾俞：背部，当第11胸椎棘突下旁开1.5寸。

少泽：小指尺侧指甲角旁0.1寸。

膻中：胸部，当前正中线是，平第4肋间，两乳头连线的中点。

乳跟：胸部，乳头直下，乳房根部，当第5肋间隙，距前正中线4寸处。

期门：胸部，当乳头直下，第6肋间隙，前正中线旁开4寸。

刮痧方法

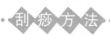

❶ 面刮、点按40次（轻度）

乳腺炎

症 状

乳腺炎是由细菌感染所致的急性乳房炎症，常在短期内形成脓肿，多由金葡球菌或链球菌沿淋巴管入侵所致。多见于产后2~6周哺乳期妇女，尤其是初产妇。病菌一般从乳头破口或皲裂处侵入，也可直接侵入引起感染。本病虽然有特效治疗，但发病后痛苦，乳腺组织破坏引起乳房变形，影响哺乳。

◎注意事项

1 防止乳头破裂。不要让小儿养成含乳头睡眠的习惯。哺乳后，用水洗净乳头，紧挨乳头的衣服要细软，避免擦伤。

2 防止乳汁淤积。产后应尽早哺乳，哺乳前先对乳房进行热敷以促进乳汁通畅。产妇感到乳房胀痛时更要及时热敷，热敷后可以用手按捏乳房，提拔乳头。

3 保持乳房清洁，防止细菌感染。产前清洗乳房，防止乳头部有黏垢；哺乳前要清洗乳头，尤其是乳头已有破裂者更应注意；避免挤压乳房，最好穿宽松的衣服。

4 少吃葱、姜、蒜等刺激性的食物。中医认为，急性乳腺炎是由于内有蕴热、热毒壅结造成的。因此在饮食上要少吃热性食物，防止助火生疮。

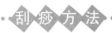 刮痧方法

① 面刮、垂直按揉50次（轻度）

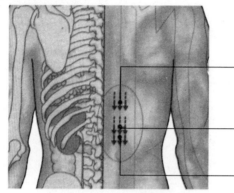

肝俞：背部，当第9胸椎棘突下，旁开1.5寸。

脾俞：背部，当第11胸椎棘突下，旁开1.5寸。

胃俞：背部，当第12胸椎棘突下，旁开1.5寸。

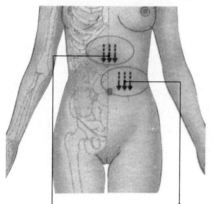

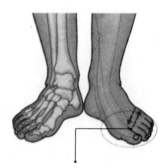

中脘：肘正中线上，脐中上4寸。

天枢：腹中部，平脐中，距脐中2寸处。

行间：脚大拇趾，二趾合缝后方赤白肉分界处凹陷中。

阳痿

症状

　　阳痿是指在未到性功能衰退时期，男子在有性欲要求时，阴茎不能勃起或勃起不坚；虽然有勃起也有一定程度的硬度，但不能保持足够时间的性交。阴茎完全不能勃起叫完全性阳痿，阴茎虽能勃起但其硬度不够称不完全性阳痿，从发育开始后就发生阳痿者称原发性阳痿。

◎注意事项

1 不要因为一两次性交失败而自卑担忧。性交时思想要集中，特别是在达到性快感高峰即将射精时，更要思想集中。

2 避免房事过度、频繁手淫。夫妻分床一段时间，避免各类性刺激，使中枢神经和性器官得到充分休息，实践证明这样可以有效防治阳痿。

3 多吃壮阳食物，如狗肉、羊肉、麻雀、核桃、牛鞭、羊肾等，含精氨酸食物，如山药、银杏、冻豆腐、鳝鱼、海参、墨鱼、章鱼等，都有助于提高性功能。

选定穴位

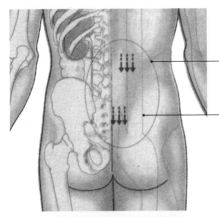

肾俞：腰部，当第2腰椎棘突下，旁开1.5寸。

次髎：在骶部，当髂骨后上棘内下方，适对第2骶后孔处。

刮痧方法

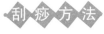

① 推刮、角刮40次（轻度）

三阴交：小腿内侧，足内踝尖上3寸，胫骨内侧缘后方即是。

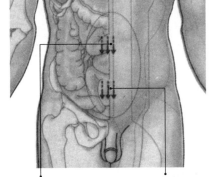

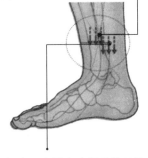

神阙：腹中部，脐中央。

关元：下腹部，前正中线上，当脐中下3寸。

复溜：太溪穴内踝后陷凹处直上2寸，跟腱前缘外。

遗 精

症 状

遗精是指不因性生活而精液遗泄的病症。多是因为神经衰弱、劳神心疲，或者性交过频、肾虚不固，以及色欲过度等所致，并有头晕、神疲乏力、腰酸腿软、多梦、盗汗、烦热等症状。根据临床可分为生理性遗精和病理性遗精。

◎注意事项

1 注意精神调养，排除杂念。

2 适当参加体力劳动或运动。

3 注意生活起居，节制性欲，戒除手淫。

4 晚餐不要过饱，不要用过厚的被褥，不要穿过紧的内裤。

5 少食辛辣刺激性食物，如烟、酒、咖啡等。

选定穴位

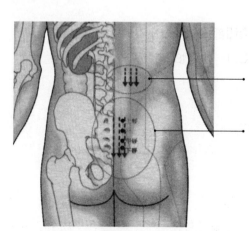

肾俞：腰部，当第2腰椎棘突下，旁开1.5寸。

八髎：左右共8个穴位，分别在第1、2、3、4骶后孔，合称"八穴"。

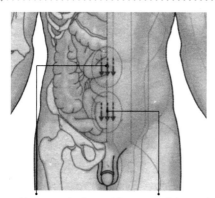

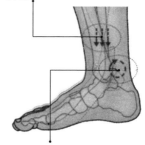

三阴交：小腿内侧，足内踝
尖上3寸，胫骨内侧缘后方
即是。

神阙：腹中
部，脐中央。

关元：下腹部，前正中
线上，当脐中下3寸。

太溪：足内侧，内踝后方与脚
跟骨筋腱之间的凹陷处。

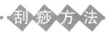

① 面刮、平面按揉40次（适度）

前列腺炎

症状

　　常伴有尿急、尿频、尿时会阴部疼痛，余尿不尽，尿白浊，并有炎性分泌物从尿道排出、及神疲乏力、腰膝怕冷等症状。并经常发生急性膀胱炎等。急性炎症病变严重或未彻底治疗而转为慢性前列腺炎。性生活不正常、长时间骑自行车、骑马或久坐，前列腺炎按摩过重或过于频繁造成前列腺充血也会引发前列腺炎。尿液刺激、淋球菌、非淋球菌等病原微生物感染等原因也可能导致前列腺炎。

◎注意事项

1　注意生活方式，不要长期疲劳驾驶车辆。

2　男性一旦出现尿频、尿急等症状要及早去医院就诊，争取在急性期内一次性治愈。

3　生活规律，起居有常，坚持适当的体育锻炼，如打太极拳、短跑或饭后散步等，不仅能有效改善血液循环，增强机体的内在抵抗力和免疫功能，也能有效预防前列腺炎。

4　平时要保持大便通畅，多饮水，多排尿，因为尿液经常冲洗尿道有助于前列腺分泌物排出，也有利于预防重复感染。

选定穴位

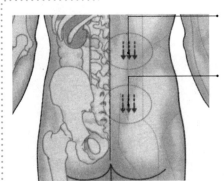

肾俞：腰部，当第2腰椎棘突下，旁开1.5寸。

膀胱俞：背正中线旁开1.5寸，平第2骶后孔。

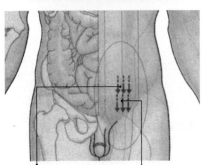

水道：脐中下3寸，距前正中线2寸。

归来：下腹部，当脐中下4寸，距前正中线2寸。

复溜：太溪穴内踝后凹陷处直上2寸，跟腱前缘外。

太溪：足内侧，内踝后方与脚跟骨筋腱之间的凹陷处。

刮痧方法

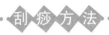

❶ 面刮、平面按揉50次（适度）

前列腺增生症

症 状

前列腺可分为五叶，即前叶、中叶、后叶和两侧叶。中叶和两侧叶同前列腺增生症关系密切。中叶增生常突入膀胱颈部，阻塞尿道内口导致排尿困难。两侧叶紧贴尿道侧壁，其增生导致压迫、延长、扭曲尿道，最终造成排尿困难。

◎注意事项

1 饮食应以清淡、易消化者为宜，多吃蔬菜瓜果，少食辛辣刺激及肥厚之品，戒酒，慎用壮阳的食品与药品。

2 忌长时间憋尿，以免损害逼尿肌功能。

3 每天晚上睡觉前，按摩涌泉、会阴、关元、中极等穴位，并反复做提肛运动。

4 多饮水，多饮水不仅可以稀释血液，还能有效稀释尿液的浓度。

选定穴位

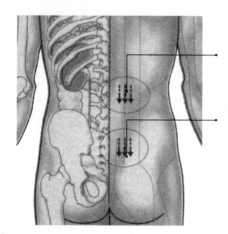

肾俞：腰部，当第2腰椎棘突下，旁开1.5寸。

膀胱俞：背正中线旁开1.5寸，平第2骶后孔。

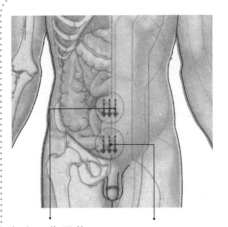
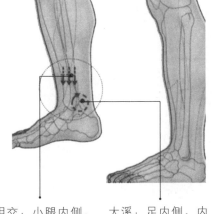

气海：位于体前正中线，脐下1.5寸。

中极：下腹部，前正中线上，当脐中下4寸。

三阴交：小腿内侧，足内踝尖上 3 寸，胫骨内侧缘后方即是。

太溪：足内侧，内踝后方与脚跟骨筋腱之间的凹陷处。

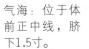
刮痧方法

① 面刮、平面按揉40次（轻度）

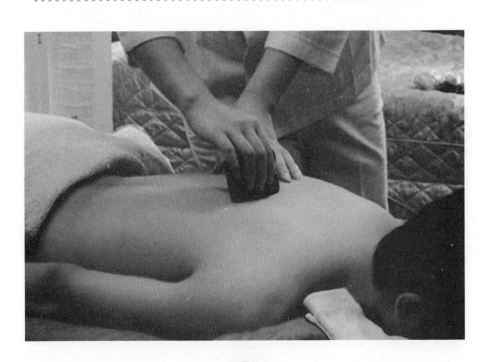

第六章

五官科疾病

牙 痛

症状

　　牙痛是口腔疾患中最常见的症状，牙齿及周围组织的疾病，牙邻近组织的牵涉痛及全身疾病均可引起牙痛。中医将牙痛分为风火牙痛、虚火牙痛和实火牙痛三型。风火牙痛表现为牙痛强烈、齿龈肿胀、兼形寒身热，是风邪入侵、郁化为火而；实火牙痛表现为牙痛甚剧、牙龈红肿、兼口臭口渴、便秘，是肠胃积热所致；虚火牙痛表现为牙痛隐隐时作时止，常在夜晚加重，是肾精不足所致。另外根据经脉的循行规律，上牙痛与大肠经有关，下牙痛与胃经有关。

选定穴位

顶颞后斜带

顶颞前斜带

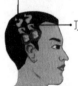

额顶带

额中带

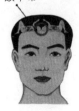

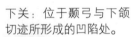
下关：位于颧弓与下颌切迹所形成的凹陷处。

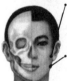
颊车：位于下颌角前上方约1横指处。

风池：位于风府旁，胸锁乳突肌和斜方肌上端之间的凹陷处，即后头骨下，两条大筋外缘陷窝处。

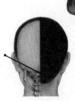

二间：位于第2掌指关节远端桡侧的赤白肉际处。

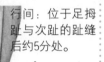
行间：位于足拇趾与次趾的趾缝后约5分处。

内庭：位于足背第2、3趾间横纹端。

太溪：位于内踝后缘与跟腱内侧的中间，与内踝尖平齐处。

日常刮痧方法

方法一　刮拭头部伞息穴区

　　用厉刮法分别刮拭头部额中带，额顶带中1/3，顶颞前斜带下1/3，顶颞后斜带下1/3。

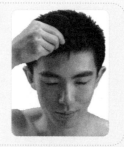

方法二　刮拭面部相关经穴

　　1　用平面按揉法按揉面部下关、颊车。

　　2　用平面按揉法按揉手背合谷。

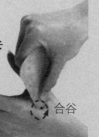

合谷

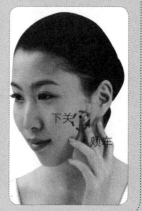

下关

颊车

● 风火牙痛：刮拭上肢相关经穴

　　用单角刮法刮拭后头部风池。用面刮法刮拭外关。

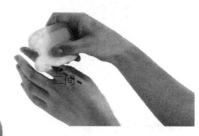

二间

外关

● 实火牙痛：刮拭手足相

　　用面刮法刮拭手背二间。用垂直按揉法按揉足背部内庭。

● 虚火牙痛：刮拭足部相关经穴

用平面按揉法按揉太溪，用垂直按揉法按揉行间。

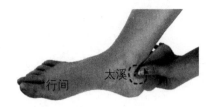

行间　太溪

鼻窦炎

症　状

鼻窦炎是常见的鼻窦黏膜化脓性炎症，以鼻流腥臭脓涕，鼻塞、嗅觉减退为主症，常伴头痛。鼻窦炎常继发于上感或急性鼻炎。局部症状因鼻腔黏膜肿胀和分泌物增多，而见鼻塞加重，多流脓稠涕，或鼻涕发臭。分泌物潴留和鼻窦内黏膜肿胀，压迫神经末梢，常引起头痛及局部疼痛。中医认为，鼻窦炎是因外邪侵犯鼻窦，窦内湿热蕴积，酿成痰浊所致。

选定穴位

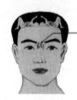

肺区

额中带
额旁1带

列缺：位于桡骨上方，腕横纹上1.5寸。

太渊：掌后第一横纹桡动脉侧凹陷中。

印堂：位于两眉头连线中点。

百会

攒竹：位于眉毛内侧端，眶上切迹处。

迎香：位于鼻翼外缘中点旁开5分。

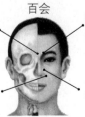

上迎香：位于鼻两侧，鼻唇沟上端尽处。

合谷：位于手背部第2掌骨桡侧缘的中点。

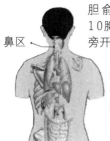

鼻区

胆俞：位于第10胸椎棘突下旁开1.5寸。

脾俞：位于第11胸椎棘突下旁开1.5寸。

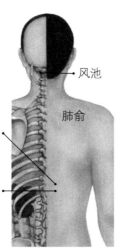

风池

肺俞

阴陵泉：胫骨内侧踝下缘，胫骨后缘与腓肠肌之间的凹陷处。

三阴交：内踝尖直上3寸，胫骨后缘处。

日常刮痧方法

方法一：刮拭头部、颈部相关全息穴区

▶▶ 1 去刮拭头部额中带，双侧额旁1带。并用平面按揉法按揉面部肺区。

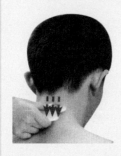

▶▶ 2 以面刮法和双角刮法刮拭颈椎鼻部对应区（颈椎第2~5节区域）。

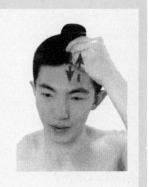

方法二 刮拭面部、颈部相关经穴

用平面按揉法按揉面部印堂、上迎香、迎香，用平刮法刮拭攒竹。并用单角刮法刮拭头顶部百会和头颈部双侧风池。

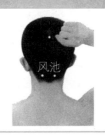

风池

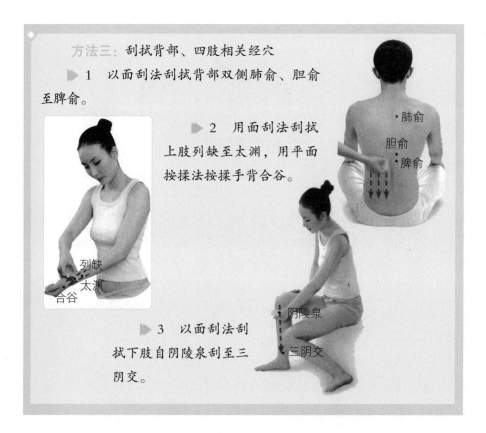

方法三： 刮拭背部、四肢相关经穴

▶ **1** 以面刮法刮拭背部双侧肺俞、胆俞至脾俞。

▶ **2** 用面刮法刮拭上肢列缺至太渊，用平面按揉法按揉手背合谷。

·肺俞
胆俞
·脾俞

列缺
太渊
合谷

▶ **3** 以面刮法刮拭下肢自阴陵泉刮至三阴交。

阴陵泉
三阴交

咽喉肿痛

症状

咽喉肿痛是指咽喉部红肿疼痛的症状。多见于外感及咽喉部疾病。咽喉肿痛以扁桃体炎最为多见。起病急，一般会持续4～6天，多次发作后易转为慢性。慢性咽喉肿痛可能成为风湿热和肾炎等病的诱因，所以不可轻视。急性咽喉肿痛，疼痛明显多为实证、热证，慢性咽喉肿痛咽喉部有异物感，有痰。可参考全身症状分析确定属于气滞、气血不足的虚证，还是寒证。急慢性扁桃体炎、咽炎、吞咽困难、咽异常感觉、打鼾、喉炎均可参照本症刮痧治疗。

选定穴位

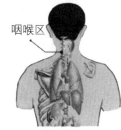

咽喉区

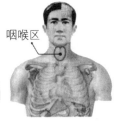

咽喉区

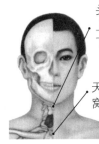

廉泉：正坐微仰头取穴，在喉结上方，当舌骨的下缘凹陷处。

天突：位于胸骨上窝正中。

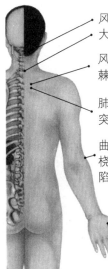

风池
大椎

风门：位于第2胸椎棘突下旁开1.5寸。

肺俞：第三胸椎棘突下旁开1.5寸。

曲池：位于肘横纹桡侧端稍外方的凹陷中。

合谷：位于手背部第2掌骨桡侧缘的中点。

太溪：位于内踝后缘与跟腱内侧的中间，与内踝尖平齐处。

水泉：位于内踝与跟腱之间的凹陷处直下1寸。

丰隆：位于从外踝前缘平齐外踝尖处，到外膝眼连线的1/2处。

冲阳：位于足背最高点，可扪及动脉搏动处。

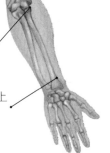

尺泽：位于肘横纹中，肱二头肌腱桡侧。

列缺：位于桡骨上方，腕横纹上1.5寸。

日常刮痧方法

方法一　刮拭颈部全息穴区

1　用面刮法刮拭颈前咽喉体表投影区，即颈部正中处，从

廉泉缓慢向下刮拭，
再用刮痧板角部缓慢
轻刮颈前下部凹陷
处，即天突的部位。
再用面刮法刮拭喉结
两侧部位。

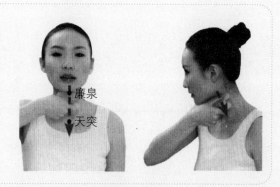

廉泉
天突

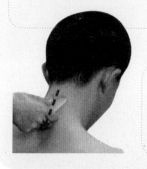

2　用面刮法和双角刮法刮拭
颈椎咽喉对应区（颈椎第4～6节脊
椎及两侧各3寸宽的范围）。

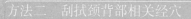

方法二　刮拭颈背部相关经穴

1　以单角法刮拭后头部双侧风池。

风池

大椎
风门
肺俞

2　以面刮法从上向
下刮拭背部大椎和双侧
膀胱经风门至肺俞。

方法三　刮拭四肢相关经穴

1　以面刮法刮拭上肢尺泽、曲池、列缺，用
平面按揉法按揉手背合谷。

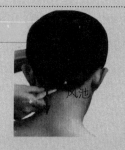

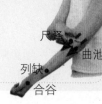

尺泽
曲池
列缺
合谷

2 用面刮法刮拭下肢丰隆，足背冲阳，用平面按揉法按揉足踝处太溪和水泉。

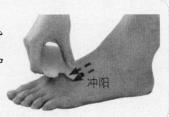

冲阳

目赤肿痛

症 状

目赤肿痛为多种眼科疾患中的一个急性症状，俗称暴发火眼或红眼，常见眼睛红肿、怕光、流泪、目涩难睁、眼睑肿胀，可伴头痛、发热、口苦、咽痛，经常是由于急性结膜炎、结核性结膜炎、急性流行性结膜炎、急性出血性结膜炎等病所致。中医认为风热湿邪或肝胆火邪侵袭目窍是导致目赤肿痛的根本原因，所以刮痧治疗时以疏风泄热为主。

选定穴位

眉冲：位于眉头上直上入发际处。

攒竹：位于眉毛内侧端，眶上切迹处。

太阳：位于外眼角和眉梢之间，向后约1寸的凹陷处。

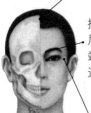

眼区

光明：位于外踝上5寸，腓骨前缘。

阳辅：位于外踝上4寸，腓骨前缘。

侠溪：位于第4、5趾缝间，趾蹼缘上方。

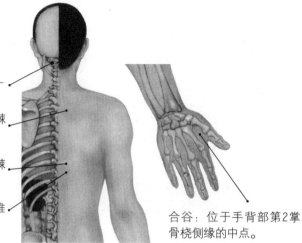

风池：位于后脑勺、后枕部两侧入发际一寸的凹陷中。

肺俞：位于第3胸椎棘突下旁开1.5寸。

肝俞：位于第9胸椎棘突下旁开1.5寸。

胆俞：位于第10胸椎棘突下旁开1.5寸。

合谷：位于手背部第2掌骨桡侧缘的中点。

日常刮痧方法

方法一：刮拭颈部全息穴区

▶ 用面刮法和双角刮法从上向下刮拭颈椎眼部对应区（颈椎第1～3节区域）。

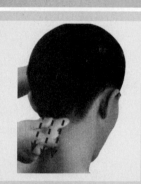

方法二　刮拭头面部相关经穴、奇穴

1　用推刮法刮拭患侧攒竹，用单角刮法刮拭眉冲、神庭，用垂直按揉法按揉睛明，平面按揉法按揉患侧太阳。

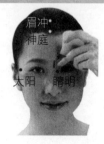

2　用单角刮法刮拭头颈部双侧风池。

方法三：刮拭背部膀胱经双侧肺俞、肝俞、胆俞。

▶ 用面刮法自上而下刮拭背部双侧肺俞、肝俞、胆俞。

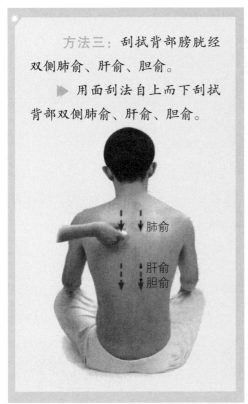

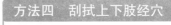

1　用平面按揉法按揉合谷。

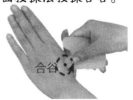

2　用面刮法刮拭小腿外侧光明至阳辅，用垂直按揉法按揉侠溪。

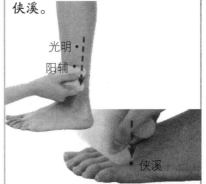

视力减退

症状

　　遗传或用眼不当、用眼过度造成视力减退，视物不清，眼肌疲劳，甚至还伴有眼胀、头痛等症状。中医认为眼睛视力减退与肝肾阴亏、营养不足有关。视力减退气血虚者偏多，少数可有阴虚内热证。进展较快的视力减退，伴有全身症状（实证），应去医院查明原因尽快综合治疗。

选定穴位

光明：位于外踝上5寸，腓骨前缘。

额中带　　顶枕带下1/3　额顶带后1/3段

额旁2带

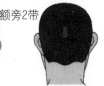

合谷：位于手背部第2掌骨桡侧缘的中点。

攒竹：眉毛内侧端，眶上切迹处。

睛明：位于内眼角向上1分，靠近眼眶骨内缘。

眼睛脊椎对应区

肝俞：位于第9胸椎棘突下旁开1.5寸处。

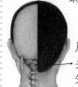

风池：位于后头骨下2大筋外缘陷窝处。

瞳子髎：位于目外眦外方，眶骨外侧缘凹陷中。

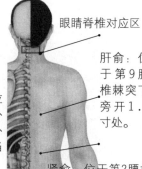

承泣：目正视时，瞳孔直下，当眶下缘与眼球之间。

肾俞：位于第2腰椎棘突间凹陷处的外侧1.5寸处。

日常刮痧方法

方法一　刮拭头部全息穴区

用厉刮法依次刮拭额中带、额旁2带、额顶带后1/3段、顶枕带下1/3段。

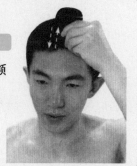

方法二　刮拭颈椎眼部对应区

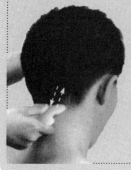

先用面刮法刮拭颈部后正中线颈椎1～3节部位。以双角刮法刮拭1～3颈椎两侧的膀胱经部位、再用面刮法刮拭颈部两侧同水平段的胆经部位。注意发现疼痛和结节等阳性反应区域并重点刮拭。

方法三　刮拭头部、背部、四肢相关经穴

1　用平面按揉法按揉面部攒竹、瞳子髎、承泣；用垂直按揉法按揉睛明。

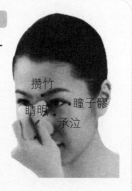

攒竹
睛明　　瞳子髎
承泣

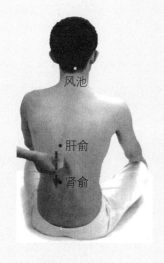

风池

肝俞

肾俞

2　用单角刮法刮拭后头部风池。用面刮法从上向下刮拭背部肝俞、肾俞。

3　用平面按揉法按揉手背部合谷，用面刮法刮拭下肢外侧光明。

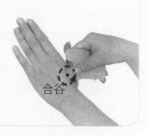

合谷

沙 眼

症 状

　　沙眼是由沙眼衣原体引起的迁延性结膜炎症。沙眼是十分常见的眼科疾病，具有很强的传染性，可通过手、眼接触，苍蝇或者带菌物品等进行传染。中医上称为"椒疮"或"粟疮"。沙眼的潜伏期约为5～12日，通常侵犯双眼，多发生于儿童少年时期。此症多为急性发病，如及时治愈，可不留瘢痕。如果治疗延误，转入慢性期，会导致刺激症状更为显著，视力减退。

◎ 注意事项

1　养成良好的卫生习惯。不用手揉眼。

2　毛巾、手帕要勤洗，晒干。

3　托儿所、学校、工厂等集体单位应注意卫生管理，对沙眼病人应积极治疗。

4　加强理发室、浴室、旅馆等服务行业的卫生管理，并注意水源清洁。

选定穴位

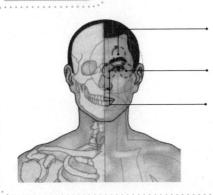

阳白：前额部，当瞳孔直上，眉上1寸。

瞳子髎：面部，眼睛外侧1厘米处。

睛明：面部，距目内眦角上方0.1寸的凹陷处。

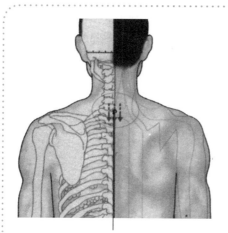

大椎：背部，第7颈椎棘
突下凹陷处。

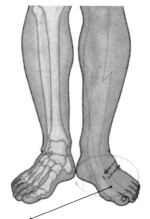

太冲：脚背部第1、2趾骨
结合部之前的凹陷处。

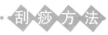

① 角刮、垂直按揉、平面按揉30次（轻度）

急性结膜炎

症状

　　急性结膜炎是由于结膜经常与外界接触，受到外界的各种刺激和感染而引起的疾病。可有混合感染和原因不明者，结膜炎也可能与感冒和疹病伴同存在，也可由风、粉尘、烟和其他类型的空气污染以及电弧、太阳灯的强紫外光和积雪反射的刺激引起。多发于春季，为季节性传染病。结膜炎也可能与感冒和疹病伴同时存在。

◎注意事项

1　洗手是切断红眼病传染最重要的防护措施，所以要勤洗手。

2　如果家中有红眼病病人，手巾、香皂等日常用品一定要分开使用。

3 在"红眼病"流行高峰，应暂停游泳等活动，直到情况好转。

4 在公众场合要做好预防措施，减少接触传染源。

5 游泳时使用泳镜，减少池水与眼睛的接触，可以有效隔绝细菌。

选定穴位

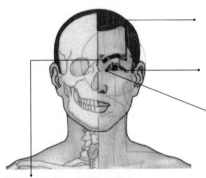

丝竹空：人体的面部，眉梢凹陷处。

瞳子髎：面部，眼睛外侧1厘米处。

睛明：面部，距目内眦角上方0.1寸的凹陷处。

攒竹：面部，当眉头陷中，眶上切迹处。

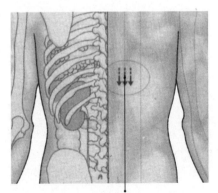

肝俞：第9胸椎棘突下，旁开1.5寸。

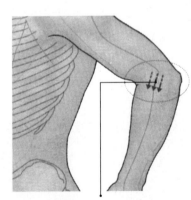

曲池：屈肘成直角，在肘横纹外侧端与肱骨外上踝连线中点处。

刮痧方法

1 面刮、平面按揉30次（轻度）

白内障

症 状

　　白内障是由于新陈代谢或其他原因发生晶状体全部或部分混浊，而引起视力障碍的眼病，中医属圆翳障。现代医学认为，老化、遗传、代谢异常、外伤、辐射、中毒和局部营养不良等可引起晶状体囊膜损伤，使其渗透性增加，丧失屏障作用，或导致晶状体代谢紊乱，使晶状体蛋白发生变性，形成混浊。

◎注意事项

1　避免过于强烈的紫外线照射。在阳光照射强烈时，出门最好佩戴防紫外线的太阳镜。

2　限制热量摄入，研究表明，过度肥胖者白内障发生率比体重正常者高出30%左右。

3　注意用眼卫生，平时不要用手揉眼，不用不洁手帕、毛巾擦眼、洗眼。用眼过度后应适当放松，久坐工作者，每1～2小时最好起身活动10～15分钟，举目远眺，或做眼保健操。要有充足的睡眠，及时恢复眼部疲劳。

选定穴位

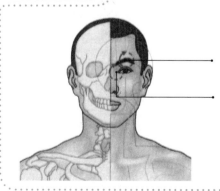

鱼腰：位于额部，瞳孔直上，眉毛中。

睛明：面部，距目内眦角上方0.1寸的凹陷处。

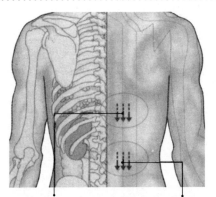

肝俞：背部，当第9胸椎棘突下，旁开1.5寸。

肾俞：腰部，当第2胸椎棘突下，旁开1.5寸。

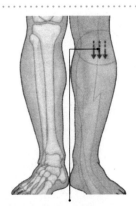

足三里：外膝眼下3寸，距胫骨前嵴1横指，当胫骨前肌上。

刮痧方法

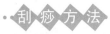

1 角刮、平面按揉40次（轻度）

远视眼

症状

　　处在休息状态的眼使平行光在视网膜的后面形成焦点，称为远视眼。此时，眼的光学焦点在视网膜之后，因此在视网膜上所形成的像就模糊不清。要利用调节力量把视网膜后面的焦点移到视网膜上，才能看清远处物体，因此远视眼经常处在调节状态，容易发生眼疲劳。

◎注意事项

1　多吃富含维生素A和维生素C的食物。

2　在室外活动时戴太阳眼镜，避免过量紫外线照射眼球。

3 每天保证饮用足够的水，防止眼干。

4 做危险工作如敲击金属物体、使用腐蚀性化学品时，一定要保护好眼睛。

5 定期进行常规眼科检查。

选定穴位

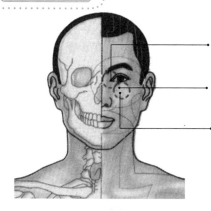

睛明：面部，距目内眦角上方0.1寸的凹陷处。

承泣：面部，距目内眦角上方0.1寸的凹陷处。瞳孔直下，眼球与眼眶下缘之间。

四白：面部，双眼平视时，瞳孔正中央下约2厘米处。

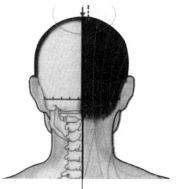

百会：头部，两耳尖连线中点处。

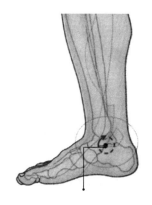

照海：内踝尖正下方凹陷处。

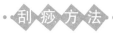

① 厉刮、平面按揉50次（重度）

近视眼

症　状

　　患者外眼无异常，远处事物看不清楚，移近后则可看清，中医称之为"能近怯远症"。因为经常眯着眼睛看东西，会使眼外肌、睫状肌过度紧张，容易造成眼睑沉重，眼球酸胀，眼眶疼痛。继而视物模糊，出现双影，严重的还可出现头昏、头痛、恶心。

◎注意事项

1　儿童和青少年的发育时期，营养要合理，不可偏食。保证每天有足够的睡眠，小学生不低于10小时，中学生不低于9小时。

2　生活要有规律，加强体育锻炼，每天体育锻炼时间保证1小时。

3　学习工作时要保证有充足的光线，光线最好从左侧方向来。

4　在光线不足、耀眼的阳光下、强灯光下不要看书写字。

5　不要长时间使用眼睛，每学习50分钟后，应当休息10分钟，最好去户外活动，让眼望望远处，消除疲劳。

6　看电视的次数不要过多，时间不要过长，要控制在1小时以内。距离不要太近，至少隔2米远。

选定穴位

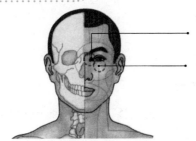

睛明：面部，距目内眦角上方0.1寸的凹陷处。

承泣：面部，瞳孔直下，眼球与眼眶下缘之间。

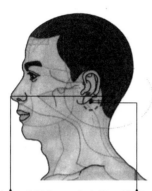
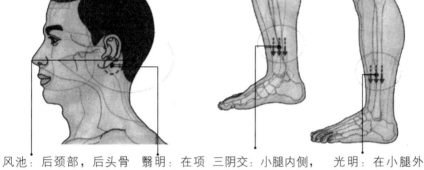
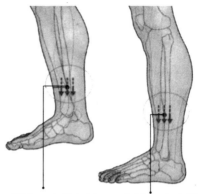

风池：后颈部，后头骨下，两条大筋外缘陷窝中，相当于耳垂齐平。

翳明：在项部，当翳风后1寸。

三阴交：小腿内侧，足内踝尖上3寸，胫骨内侧缘后方。

光明：在小腿外侧，当外踝尖上5寸，腓骨前缘。

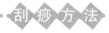

① 厉刮、平面按揉50次（中度）

青光眼

青光眼是一种眼科疑难病，种类很多，常见的分急性和慢性两类。它是一种以眼内压增高且伴有角膜周围充血、瞳孔散大、眼压升高、视力急剧减退、头痛、恶心呕吐等主要病征的眼痛。对视力功能危害极大，是一种常见疾病。因瞳孔多少带有青绿色，故有此名。

◎注意事项

1 保持愉快的情绪，避免不必要的烦恼。

2 老年人睡前最好洗脚，喝牛奶，以帮助入睡，尤其是眼压较高的人，更要睡好觉。

3 避免在光线暗的环境中工作或娱乐，看电视时在电视旁开小灯照明。

选定穴位

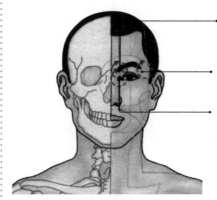

攒竹：面部，当眉头陷中，眶上切迹处。

丝竹空：人体的面部，眉梢凹陷处。

睛明：面部，距目内眦角上方0.1寸的凹陷处。

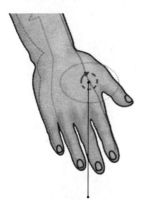

合谷：手背第1、2掌骨间，第2掌骨桡侧的中点处。

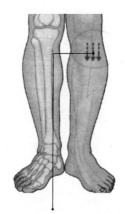

足三里：外膝眼下3寸，距胫骨前嵴1横指，当胫骨前肌上。

刮痧方法

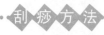

① 面刮、平面按揉40次（重度）

泪囊炎

症 状

　　泪囊炎是指泪囊及其周围组织的急性疏松结缔组织炎。由于沙眼、慢性结膜炎或慢性鼻炎等炎症，累及鼻泪管黏膜，造成鼻泪管阻塞。使泪液积聚于泪囊中，刺激泪囊上皮细胞，分泌黏液，黏液排出不畅积存后又使囊壁增厚，细菌感染引起泪囊炎，有急性和慢性两种。

◎注意事项

1　注意眼部卫生，避免毒邪深入或病变反复，定期检查眼睛。

2　忌过食辛辣等刺激性食物，特别是素患眼疾者更需注意，以免脾胃蕴积湿热引发眼病。

3　及时彻底治疗沙眼，睑缘炎等外眼部炎症，谨防细菌有可乘之机。

选定穴位

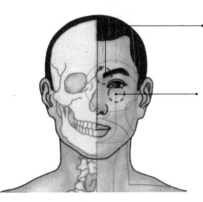

攒竹：面部，当眉头陷中，眶上切迹处。

承泣：人体面部，瞳孔直下，眼球与眼眶下缘之间。

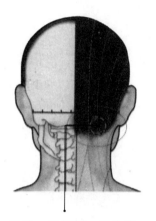
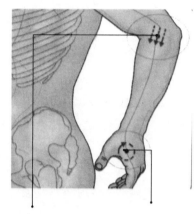

风池：后颈部，后头骨下，两条大筋外缘陷窝中，相当于耳垂齐平。

曲池：屈肘成直角，在肘横纹外侧端与肱骨外上踝连线中点处。

合谷：手背第1、2掌骨间，第2掌骨桡侧的中点处。

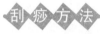

刮 痧 方 法

① 平面按揉30次（中度）

复发性口腔溃疡

症状

复发性口腔溃疡，是口腔黏膜疾病中常见的溃疡性损害疾病，发作时疼痛剧烈，灼痛难忍。中医学认为本病是由于情志不遂，素体虚弱，外感六淫之邪致使肝失条达、脾失健运、肝郁气滞、郁热化火、虚火上炎熏蒸于口而患病，长期的反复发作将直接影响患者整个机体的免疫功能，引起代谢紊乱，出现口臭、慢性咽炎、便秘、头痛、头晕、恶心、乏力、精力不集中、失眠、烦躁、发热、淋巴结肿大等全身症状，严重影响患者的工作、生活，甚至造成恶变或癌变。

◎注意事项

1　注意口腔卫生，避免损伤口腔黏膜。

2　加强体育锻炼，提高机体抵抗力。保持心情舒畅，乐观开朗，避免着急。

3　宜用清淡饮食，多吃新鲜蔬菜及水果，保持大便通畅，防止便秘。少吃辛辣肥甘厚腻食物，以减少口疮发生的机会。

4　生活起居规律，心情舒畅。保证充足的睡眠时间，避免过度疲劳。

5　注意生活起居的规律性和营养均衡性，戒除烟酒。

选定穴位

刮痧方法

1 平面按揉、角刮、垂直按揉30次（轻度）

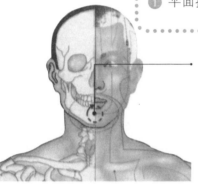

承浆：人体的面部，当颏唇沟的正中凹陷处。

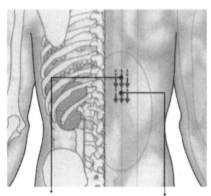
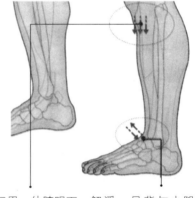

足三里：外膝眼下3寸，距胫骨前嵴1横指，当胫骨前肌上。

解溪：足背与小腿交界处的横纹中央凹陷处，当拇长伸肌腱与趾长伸肌腱之间。

肝俞：第9胸椎棘突下，旁开1.5寸。

胆俞：第10胸椎棘突下，旁开1.5寸。

慢性咽炎

症 状

慢性咽炎是一种病程发展缓慢的慢性炎症，常与邻近器官或全身性疾病并存，如反复发作的急性咽炎、鼻炎、副鼻窦炎、扁桃体炎等。有时过度吸烟、饮酒等会刺激鼻咽部，也会引起慢性咽炎。各种慢性病，如贫血、便秘、下呼吸道慢性炎症，心血管疾病，新陈代谢障碍，肝脏及肾脏病等都可引发本症。中医将慢性咽炎分为三种类型：一，阴虚火炎型；二、痰阻血瘀型；三、阴虚津枯型。

◎注意事项

1　避免用嗓过度或大声喊叫，减少操劳，注意休息，适当锻炼身体。及时治疗鼻咽部、口腔疾病。

2　注意好口腔卫生，坚持早晚及饭后刷牙，纠正张口呼吸的不良习惯。

3　避免吃姜椒芥蒜等对咽部的黏膜有伤害的辛辣刺激及油炸之品，多吃一些含维生素C的水果、蔬菜。

4　在空调环境下，要经常开窗通风，增加湿度。避免吸入粉尘、烟雾等刺激性气体。若在粉尘的环境中工作，应戴口罩进行防护。

5　烟为辛热之魁，酒为湿热之最，烟酒对咽部的危害极大。

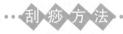

❶ 平刮、平面按揉60次（重度）

选定穴位

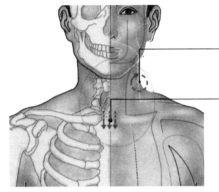

扶突：颈外侧部，喉结旁，当胸锁乳突肌前，后缘之间处即是。

天突：颈部，当前正中线上，胸骨上窝中央。

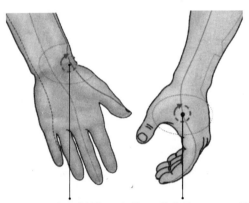

太渊：腕掌侧横纹桡侧，桡动脉搏处。

合谷：手背第1、2掌骨间，第2掌骨桡侧的中点处。

三阴交：小腿内侧，足内踝尖上3寸，胫骨内侧缘后方。

太溪：足内侧，内踝后方与脚跟骨筋腱之间的凹陷处。

急性扁桃体炎

症状

　　急性扁桃体炎，中医称为"乳蛾"、"喉蛾"或"莲房蛾"，是腭扁桃体的一种非特异性急性炎症，常伴有一定程度的咽黏膜及咽淋巴组织的急性炎症。根据临床表现不同，此病可分为卡他性、隐窝性及滤泡性扁桃体炎等三种；就诊断和治疗而言，又可分为急性充血性扁桃体炎和急性化脓性扁桃体炎两种。本病常发生于儿童及青少年。

◎注意事项

1　搞好环境卫生，室内应光线充足，空气流通，保持适宜的温度和湿度。

2　加强锻炼。尤其是在冬季，加强锻炼，增强体质，可加强身体对寒冷的适应能力，减少扁桃体发炎的机会。

3　保持口腔清洁，可常用温盐水漱口。

选定穴位

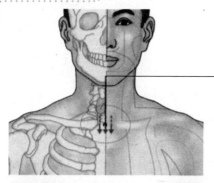

天突：颈部，当前正中线上，胸骨上窝中央。

刮 痧 方 法

❶ 平刮、点按、平面按揉50次（中度）

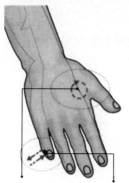
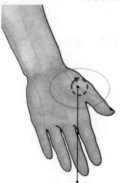
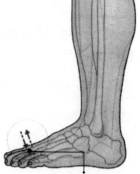

合谷：手背第1、2掌间，第2掌骨桡侧的中点处。

少泽：小指尺侧指甲角旁0.1寸。

鱼际：拇指本节第1掌指关节后凹陷处，约当第1掌骨中点桡侧，赤白肉际处。

内庭：足背第2、3趾间缝纹端处即是。

喉 炎

症 状

喉炎是指喉部黏膜的一般性病菌感染所引起的慢性炎症。因病变程度的不同，可分为慢性单纯性喉炎、肥厚性喉炎和萎缩性喉炎。过度使用声带，吸入有害蒸汽和气体，过度吸烟、饮酒、张口呼吸等都会引发喉炎，局部或全身受凉是引起喉炎的重要因素。

◎注意事项

1 平时加强锻炼，增强体质，提高抗病力。

2 注意气候变化。及时增减衣服。避免感寒受热。

3 感冒流行期间，尽量减少外出，防止传染。

4 生活要有规律，饮食有节制，起居有常，避免着凉。

5 保持口腔卫生。养成晨起，饭后和睡前刷牙漱口的习惯。

6 保持居室内空气湿润清洁，室内不吸烟，不把有刺激气味的物品放在室内。

7 少食煎炒和有刺激性的食物。

8 避免过多用声、讲话。注意休息，减少操劳，适当锻炼身体。有全身性疾病者应积极治疗。

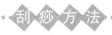 刮痧方法

① 推刮、平面按揉40次（轻度）

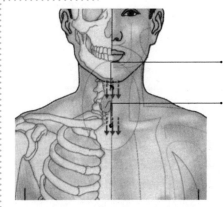

选定穴位

廉泉：颈部，当前正中线上，喉结上方，舌骨上缘凹陷处。

天突：颈部，当前正中线上，胸骨上窝中央。

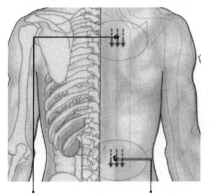

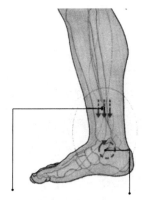

肝俞：第9胸椎棘突下，旁开1.5寸。

胆俞：第10胸椎棘突下，旁开1.5寸。

 三阴交：小腿内侧，足内踝尖上3寸，胫骨内侧缘后方。

 照海：内踝尖正下方凹陷处。

慢性鼻炎

症状

　　慢性鼻炎是鼻腔黏膜和黏膜下层的慢性炎症。比较早期的慢性鼻炎常表现为鼻黏膜的慢性充血肿胀，称慢性单纯性鼻炎；若发展为鼻黏膜和鼻甲骨的增生肥厚，则称慢性肥厚性鼻炎。慢性鼻炎也可由急性鼻炎反复发作或治疗不彻底而演变形成。其他相关引发因素还有长期慢性疾病如内分泌失调、缺乏维生素A或C、烟酒过度、长期服用降压药物都可能导致鼻炎的产生。

◎ 注意事项

1　鼻塞时不可强行擤鼻，改掉挖鼻的不良习惯，及时矫正一切鼻腔的畸形。

2　保持工作、生活环境的空气清净，避免接触灰尘及化学气体。

3　及时彻底地治疗感冒，不可拖延。加强营养，增强身体的正气。

4　加强锻炼，提高身体素质。运动可使鼻甲内的血流不致阻滞。

5　彻底治疗扁桃体炎、鼻窦炎等慢性疾病。

6　每日早晨可用冷水洗脸，以增强鼻腔粘膜的抗病能力。

选定穴位

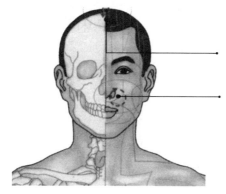

上星：头部，当前发际正中直上1寸。

迎香：面部，在鼻翼旁开约1厘米皱纹中即是。

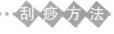

刮 痧 方 法

① 厉刮、角刮、平面按揉60次（重度）

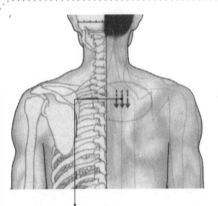 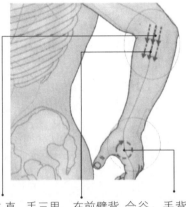

风门：背部，当第2胸椎棘突下，旁开1.5寸处即是。

曲池：屈肘成直角，在肘横纹外侧端与肱骨外上踝连线中点处。

手三里：在前臂背面桡侧，当阳溪与曲池连线上，肘横纹下2寸。

合谷：手背第1、2掌骨间，第2掌骨桡侧的中点处。

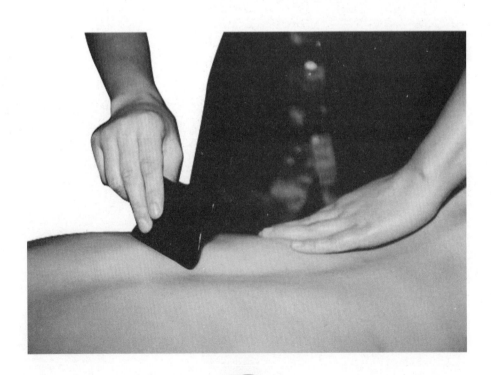

第七章

儿科疾病

小儿厌食

症 状

小儿厌食主要是因为饮食不当、家长喂养不当，让孩子养成了偏食的坏习惯，损伤了脾胃或者食物过于油腻，使得孩子消化不良、积滞内停，郁久化热致湿热内蕴或大病之后脾胃气虚、脾虚失运，胃不思纳。孩子的症状主要表现为食欲不振而不欲纳食。

◎注意事项

1 父母要给孩子做出好榜样。事实表明，如果父母挑食或偏食，则孩子多半会厌食。

2 家长要注意引导。当孩子不愿吃某种食物时，父母应当有意识、有步骤地去引导他们品尝这种食物，既不要无原则地迁就，也不要过分勉强。

3 家长要努力创造好的吃饭气氛。要使孩子在愉快的心情下进食。

4 千万不要使用补药和补品来弥补孩子营养的不足，要耐心讲解各种食品的味道来促进孩子进餐。

选定穴位

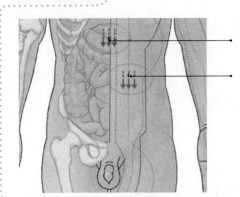

中脘：前正中线上，脐中上4寸。

天枢：腹部，脐旁开2寸，腹直肌外缘。

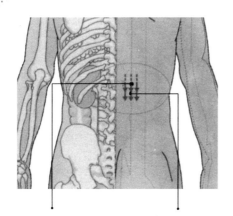

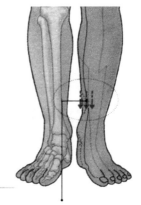

脾俞：第11胸椎棘突下，旁开1.5寸。

胃俞：第12胸椎棘突下，旁开1.5寸。

三阴交：小腿内侧，足内踝尖上3寸，胫骨内侧缘后方。

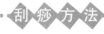

① 面刮、平刮40次（中度）

小儿佝偻病

症状

佝偻病俗称"软骨病"，主要是由于患儿先天营养不足，后天营养缺乏，脾肾两虚所致。对于早产儿和营养不良的患儿来说发病率尤为高。主要症状表现为患儿易被激怒、多汗、夜惊，体征上的变化为露骨软化，方颅、鸡胸以及四肢脊柱的变形。患佝偻病的小儿发育不好且抵抗力差，容易得肺炎与婴儿腹泻。

◎注意事项

1 对于满月后的婴儿要让其经常晒太阳。

2　提倡母乳喂养，6个月以后及时增加辅助食品，如蛋黄之类。

3　多吃新鲜蔬菜。

选定穴位

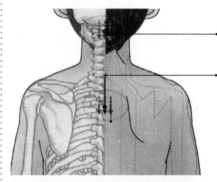

哑门：后发际正中直上0.5寸，第1颈椎下。

身柱：后正中线上，第3胸椎棘突下凹陷中。

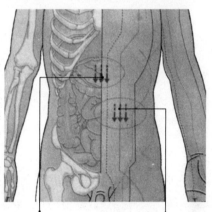

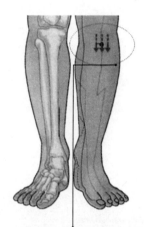

中脘：前正中线上，脐中上4寸。

天枢：腹部，脐旁开2寸，腹直肌外缘。

足三里：外膝眼下3寸，距胫骨前嵴1横指，当胫骨前肌上。

刮痧方法

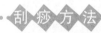　面刮、平刮40次（中度）

小儿腹泻

症状

　　小儿腹泻病是婴幼儿最常见的疾病，对健康影响很大。多发病于2岁以下的小儿，以腹泻为主要症状。一般来说，由饮食不当、气候影响而致泻的，病情较轻，病程较短；由胃肠道感染引起的，腹泻病情较重，历时较长；由肠道外感染，比如上呼吸道感染、中耳炎、泌尿道感染等引起的腹泻，在原来的疾病治愈之后，腹泻是容易治好的。

◎注意事项

1　母乳喂养可防腹泻。出生后最初数月内尤其应以母乳喂养。因母乳最适合婴儿的营养需要和消化能力。

2　应注意正确的喂养方法，做到定时哺乳，避免在夏季及小儿有病时断奶。

3　应按时给小儿添加辅食，满足其营养需要。添加辅助食品时，要从少至多，逐渐增加。一般在出生后半个月开始添加维生素C及维生素D，2～3个月加菜汤、奶糕或米糊，4～6个月添加蛋黄、肉末及碎菜等。

4　如果母乳不足或缺母乳，可以采取混合喂养及人工喂养的方法，但要注意饮食调配，不宜过多或过早给小儿食用米糊或粥食等食品，牛乳或代乳品都需要适当稀释，以利于消化和吸收。

5　防止小儿日常生活中过度疲劳、惊吓或精神过度紧张。

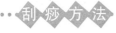 刮痧方法

　　① 面刮50次（轻度）

选定穴位

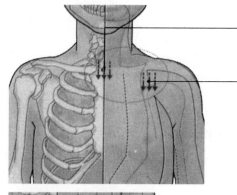

天突：喉结靠下胸骨上方前的凹陷处。

中府：前正中线旁开6寸，平第1肋间隙处。

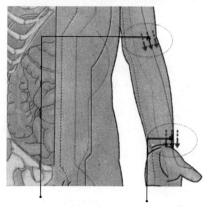

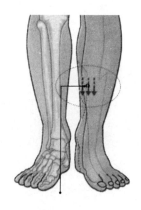

尺泽：肘横纹中，宫二头肌腱桡侧凹陷处。

经渠：腕横纹上1寸，桡骨茎突内侧与桡动脉之凹陷处。

蠡沟：足内踝尖上5寸，胫骨内侧面的中央。

小儿破伤风

症状

新生儿破伤风病则是由于分娩时助产者双手或接生工具不洁以致破伤风杆菌传入脐内，在体内产生毒素并侵入神经系统，导致全身阵发性痉挛及牙关紧闭。因潜伏期一般为7天。故俗称"七日风"。

◎注意事项

1 育龄女性最好接受至少两次破伤风类毒素免疫注射，间隔时间不少于4周。女性接受破伤风类毒素免疫注射后，可以使自己3年内不患破伤风，怀孕后胎儿也会通过母体得到保护。

2 接生时要严格执行无菌操作，注意脐带端的清洁处理，是预防新生儿破伤风的有效措施。

3 给新生儿肌内注射破伤风抗毒素和青霉素，可以预防感染。

选定穴位

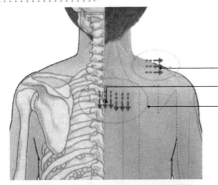

肩井：乳头正上方与肩线交接处。
身柱：后正中线上，第3胸椎棘突下凹陷中。
肺俞：第3胸椎棘突下旁开1.5寸。

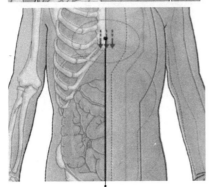

膻中：前正中线上，平第4肋间，两乳头连线的中点。

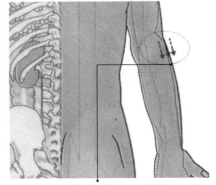

手三里：前臂背面桡侧肘横纹下2寸。

刮痧方法

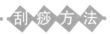 角刮60次（轻度）

小儿消化不良

症　状

小儿消化不良，是一种常见的消化道疾病，主要发生在2岁以下的婴幼儿身上。此病的临床表现主要是小儿的大便次数增多且呈黄绿色，大便稀薄并带有不消化的乳食和黏液。现代医学一般认为，此病与饮食及小儿自身免疫系统有关。除此之外，小儿不良的生活惯和气候突变也有可能导致本病发生。

◎注意事项

1　对婴幼儿要尽量给予母乳哺养，不要在夏季让孩子断奶。

2　喂奶要定时，不可一次喂太多，两次喂奶中间要让孩子饮用适当白开水。

3　孩子断奶以后要切实搞好饮食卫生，不要让孩子吃剩饭、剩菜和不清洁的食物。

4　注意孩子腹部保暖，不要使胃肠道受寒冷刺激。

5　避免在孩子疲劳或紧张时进餐。

6　养成定时排便的习惯，保持消化道通畅。预防各种常见病和传染病，提高孩子胃肠道的消化机能。

选定穴位

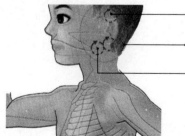

角孙：折耳廓向前，当耳尖直上入发际处。

翳风：耳垂后，乳突前下方凹陷中。

颊车：鼻子斜方向约1厘米处的凹陷中。

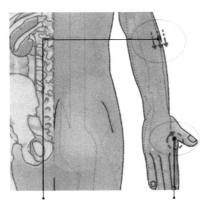

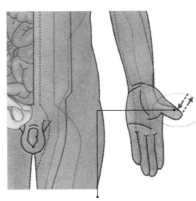

手三里：前臂背面桡侧，肘横纹下2寸。

三间：食指桡侧，第2掌指关节后，第2掌骨小头上方处。

少商：双手拇指末节桡侧，距指甲角0.1寸处。

① 角刮、平面按揉30次（轻度）

小儿流涎

中医认为"脾之液为涎"，因唾液分泌过多或不能下咽引起的口涎外流的现象。小儿流涎多是由于口腔炎症、面神经麻痹、脑膜炎后遗症及呆小病、消化不良等引起，主要表现为口中经常流涎。浸渍两颊及胸前。且口角周围发生粟米红疹及糜烂等。

◎注意事项

1 不要经常捏压孩子的脸颊部，容易导致腺体机械性损伤。腮腺有损伤的儿童，唾液的分泌量和流涎大大超过正常儿童。

2 小儿流涎多，无论是生理性的，还是病理性的，都应作好局部护理，注意清洁，少吃酸性食物，保护腮部，避免刺激。

3 婴儿长到6个月龄以后，所需营养已不能局限于母乳，要逐步用米糊、菜泥等易消化的辅食来补充。

4 避免哺乳时间过长，否则断奶后再喂辅食，小儿容易脾胃虚弱，消化不良，流涎发生率也最高。

选定穴位

刮痧方法
① 角刮、平面按揉、垂直按揉50次（中度）

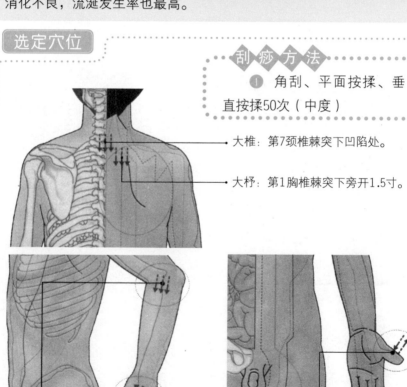

大椎：第7颈椎棘突下凹陷处。

大杼：第1胸椎棘突下旁开1.5寸。

曲池：屈肘成直角，在肘横纹外侧端与肱骨外上踝连线中点处。

合谷：手背第1、2掌骨间，第2掌骨桡侧的中点处。

少商：双手拇指末节桡侧，距指甲角0.1寸处。

小儿疳积

症 状

　　小儿疳积是一种常见疾病，是指由于喂养不当，或由多种疾病的影响，使脾胃受损而导致全身虚弱、消瘦面黄、发枯等慢性病证，平常所说的营养不良，尤其多发于1~5岁儿童。

◎ **注意事项**

1　较大的儿童辅食应控制巧克力、膨化食品、油炸食品等高蛋白、高脂肪、高热量食物，防止引起营养均衡失调。

2　减少感冒、发烧及腹泻的发病频率。

3　喂养小儿要定质、定量、定时，纠正贪食、零食、偏食，饥饱不均等不良的饮食习惯。

4　对婴儿按时添加辅食，在4~6月后的婴儿，即使母乳充足，也要有计划、有步骤地给小儿添加辅食，添加时应掌握先稀（菜汤、米汤，果汁）后干（奶糕、蛋黄），先素（菜泥、豆制品）后荤（鱼泥、肉末）和先少后多的原则，在1~2岁间选择适当的时间断奶。

5　经常带小儿支户外,呼吸新鲜空气,多晒阳光增强体质。

选定穴位

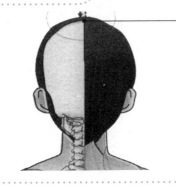

百会：前发际正中直上5寸。

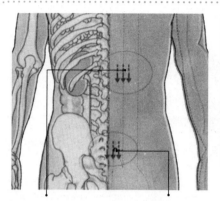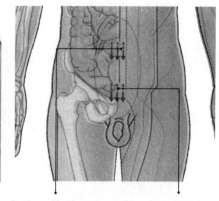

脾俞：第11胸椎棘突下，旁开1.5寸。

次髎：骶后上棘内下方，适对第2骶后孔处。

气海：体前正中线，脐下1寸半。

中极：前正中线上，当脐中下4寸。

刮痧方法

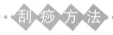

① 面刮、厉刮30次（轻度）

小儿夜啼

症状

小儿夜啼多由于日间受惊吓或腹痛、消化不良，或饥饿、佝偻病、蛲虫感染所致，主要症状为入睡后15～30分钟发作，突然惊恐、眼直视或紧闭，呼吸急促，心跳加快，出汗。持续约10分钟后再入睡，或辗转反侧、烦躁不安、啼哭不止，甚至通宵难以入睡。而日间安静。

◎注意事项

1 预防小儿夜啼要从孕期做起，孕妇应注意饮食清淡，营养均衡，不过食寒凉、燥热的食物。哺乳期间要注意保养，少吃辛辣肥腻、不易消化的食物。

2 治疗小儿夜啼最重要的是注意养成孩子日醒夜睡的习惯，白天尽量不要让小儿睡得太多。

3 小儿临睡前解净小便，夜间少喂奶。小儿睡觉时要熄灯。

4 小儿如果每逢喝奶时或喝完奶后爱哭，排便稀软有酸臭味，很可能是胃肠道原因；如果小儿有发烧现象，可能是由于感染，体内有炎症。要到医院进行检查和探索病因，从而进行对症治疗。

选定穴位

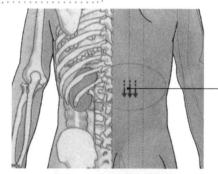

脾俞：第11胸椎棘突下，旁开1.5寸。

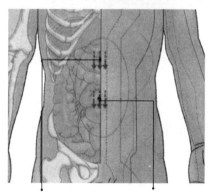

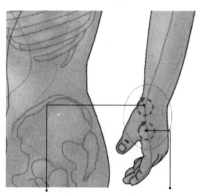

中脘：前正中线上，脐中上4寸。

神阙：人体的腹中部，脐中央。

阳溪：胸背横纹桡侧，拇指向上翘起时，拇短伸肌腱与拇长伸肌腱之间的凹陷处。

合谷：手背第1、2掌骨间，第2掌骨桡侧的中点处。

刮痧方法

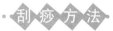 面刮、平面按揉50次（中度）

小儿百日咳

症 状

百日咳，俗称"鸡咳"、"鸬鹚咳"，是一种儿童常见的传染病，多为嗜血性百日咳杆菌引起的急性呼吸道传染病，经由飞沫传染。临床上以阵发性痉挛性咳嗽、鸡鸣样吸气吼声为特征，病程可长达2～3月，因此起名为"百日咳"。小孩由于声门狭小，痉咳时可发生呼吸暂停，并可因脑缺氧而抽搐，甚至死亡，因此应对这种病症加以足够的重视。

◎注意事项

1 及时发现和隔离病人，一般起病后隔离40天或痉咳开始后30天，患者的痰、口鼻分泌物要分别进行消毒处理。

2 保护易感者，及时进行预防接种，注射白喉类毒素、百日咳菌苗、破伤风类毒素三联疫苗。

3 对于婴幼儿及体弱的接触者，可作被动免疫，还可用红霉素作药物预防。

选定穴位

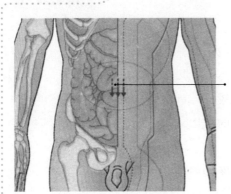

神阙：腹中部，脐中央。

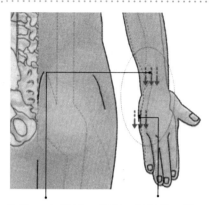

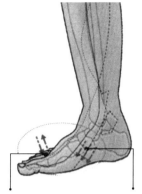

| 外关：在前臂背侧，腕背横纹上2寸。 | 后溪：微握拳，第5指掌关节后尺侧的远侧掌横纹头赤白肉际处。 | 行间：脚大拇趾，二趾合缝后方赤白肉分界处凹陷处。 | 然谷：内踝前下方，足舟骨粗隆下方凹陷处。 |

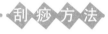

① 面刮、垂直按揉30次（重度）

小儿支气管肺炎

症状

　　支气管肺炎大多是由于感染肺炎杆菌、肺炎双球菌、流感杆菌、葡萄球菌、链球茵等，也有少数是感染病毒所致。近年来发现不少由腺病毒弓起的肺炎，这种肺炎历时比较长，而且比较顽固，用各种抗菌素均无效。支气管肺炎为婴幼儿时期的主要常见病之一，一年四季均可发生，以冬春两季或气候骤变时为主，严重影响婴幼儿的健康，甚至危及生命。它还可以继发于麻疹、百日咳等传染病。

◎注意事项

1 对小儿要加强营养，增强体质，多进食高蛋白，高维生素的食品。

2 让小儿多开展户外活动，进行体格的锻炼，尤其要加强呼吸运动锻炼，改善呼吸功能。

3 易患呼吸道感染的小儿，在寒冷的季节外出时，要注意保暖，避免着凉。

选定穴位

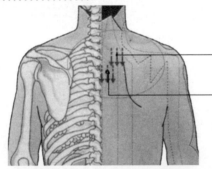

大杼：背部，第1胸椎棘突下，旁开1.5寸处。

身柱：背部，后正中线上，第3胸椎棘突下凹陷中。

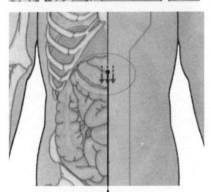

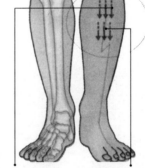

中脘：前正中线上，脐中上4寸。

足三里：外膝眼下3寸，距胫骨前嵴1横指，当胫骨前肌上。

上巨虚：小腿前外侧，当犊鼻下6寸，足三里与下巨虚连线的中点。

刮痧方法

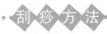 面刮60次（重度）

小儿流行性腮腺炎

症 状

流行性腮腺炎简称流腮,春季常见,是儿童和青少年中常见的呼吸道传染病。它是由腮腺炎病毒侵犯腮腺引起的急性呼吸传染病,并可侵犯各种腺组织或神经系统及肝、肾、心脏、关节等器官,病人是传染源,飞沫的吸入是主要传播途径,接触病人后2~3周发病。腮腺炎主要表现为一侧或两侧耳垂下肿大,肿大的腮腺常呈半球形,以耳垂为中心边缘不清,表面发热有绞痛,张口或咀嚼时局部感到疼痛。

◎注意事项

1 春季是传染病流行季节,不要带小儿到人群密集的地方,防止与腮腺炎病人及其他人接触。

2 对儿童较密集的场所,如小学及幼儿园等,每天打开窗户让空气对流半小时。

3 可以进行一些药物预防措施,如采用板蓝根30克或金银花9克煎服。每日1剂,连续6天。

小儿遗尿症

症状

年满3周岁以上的小儿经常在睡眠中不自觉排尿,俗称"尿床"。这与幼儿智力和心智尚未发育完善,排尿的正常习惯尚未养成,或贪玩少睡,精神过度疲劳有关。若5岁以上的幼儿,尚不能自控排尿,每睡即遗,则应视为病态,及早就治,以免影响小儿身心健康。

中医认为小儿遗尿多与肾气虚、脾肺气虚或者肝经湿热有关。

选定穴位

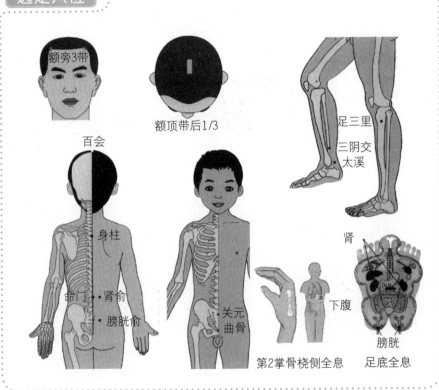

额旁3带

额顶带后1/3

足三里
三阴交
太溪

百会

身柱

命门 · 肾俞

· 膀胱俞

关元
曲骨

肾

下腹

膀胱

第2掌骨桡侧全息

足底全息

日常刮痧方法

方法一　刮拭手第2掌骨桡侧下腹穴区及足底膀胱、肾区

1　用垂直按揉法按揉第2掌骨桡侧下腹穴区。

2　用面刮法或平面按揉法刮拭足底膀胱及肾区。

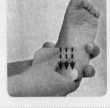

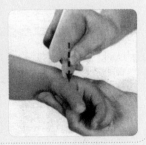

方法二　刮拭下腹部及腰部经穴

　　1　用面刮法从上向下刮拭督脉身柱至命门，膀胱经肾俞至膀胱俞。

　　2　以面刮法自上而下刮拭腹部任脉关元至曲骨。

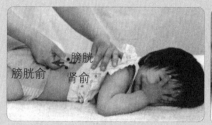

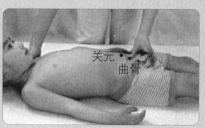

方法一　刮拭头部经穴

平面按揉头部督脉百会。

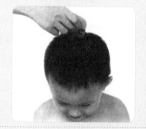

方法四　刮拭善双侧额旁3带、额顶带后1/3段

　　以厉刮法刮拭双侧额旁3带，以同样方法刮拭额顶带后1/3段。

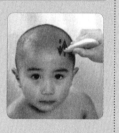

方法五　刮拭下肢相关经穴

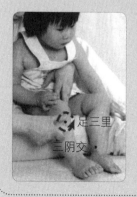

　　用平面按揉法按揉下肢双侧足三里及三阴交，足部太溪。

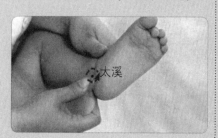

第八章

皮肤科疾病

湿疹

症 状

　　湿疹是最常见的一种急性或慢性的炎性皮肤病，主要表现为剧烈瘙痒、皮损多形性、对称分布、有渗出倾向、慢性病程、易反复发作等，任何年龄、部位都可能发生。湿疹的病因尚不十分清楚，一般认为与过敏或神经功能障碍等多种内外因素有关。

◎注意事项

1　饮食中，每天都不可缺少蔬菜、水果、鱼，牛奶等，这些可以抑制皮肤发炎。

2　洗澡不要过勤，因为每天洗澡而且把油脂都洗掉的话，皮肤就会很干，尤其是冬季，很容易造成自身抵抗力下降，引起皮肤瘙痒等症状。

3　对婴幼儿来说，母乳喂养可以防止由牛奶喂养而引起异性蛋白敏所致的湿疹，还要避免肥皂、化妆品、皮毛细纤、花粉、油漆的刺激。

4　不要给宝宝穿化纤、羊毛类衣服，以柔软浅色的棉布为宜，衣服要宽松，不要穿盖过多。

选定穴位

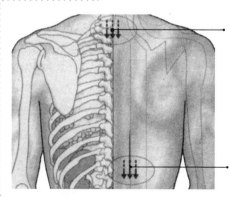

大椎：背部，第7颈椎棘突下凹陷处。

脾俞：第11胸椎棘突下，旁开1.5寸。

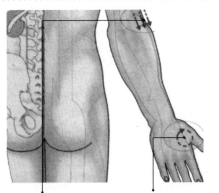

曲池：屈肘成直角，肘弯横纹尽头筋骨间凹陷处。

合谷：手背第1、2掌骨间，第2掌骨桡侧的中点处。

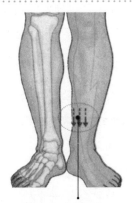

三阴交：小腿内侧，足内踝尖上3寸，胫骨内侧缘后方。

刮痧方法

① 面刮、垂直按揉40次（轻度）

神经性皮炎

症状

　　神经性皮炎，又称慢性单纯性苔藓，是一种慢性的以剧烈瘙痒为主要表现的皮肤性疾病。这种疾病好发于颈部、四肢、腰骶，常为对称性分布。神经性皮炎为常见多发性皮肤病，多见于青年和成年人，儿童一般不发病；夏季多发或季节性不明显。现代医学认为，本病的发生与精神因素有关，情绪波动、精神紧张、劳累过度均可促使本病发生或加剧。

◎注意事项

1　避免精神处于不良状态，因为情志波动、精神过度兴奋、忧郁、紧张、焦虑、恐怖或神经衰弱等，都会造成大脑皮层的调节功能紊乱，继而引起肛门周围神经功能障碍。当受到刺激时，皮肤易呈苔藓样变化。

2 避免可能导致本病的外界刺激因素，如过饮醇酒、咖啡等辛热兴奋剂，或服用某些作用于神经系统的药物及内裤摩擦、搔抓等局部刺激等。

3 避免疾病影响因素，如消化系统疾病，内分泌障碍等，都是本病的重要诱因。

4 不宜穿过硬的内衣，以免刺激皮肤。

选定穴位

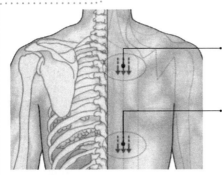

肺俞：背部，第3胸椎棘突下旁开1.5寸。

肝俞：背部，第9胸椎棘突下旁开1.5寸。

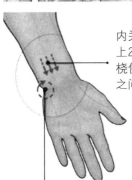

内关：前臂正中，腕横纹上2寸，腕横纹上2寸，在桡侧屈腕肌腱同掌长肌腱之间。

神门：腕掌纹横纹尺侧端凹陷处。

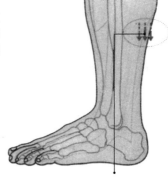

飞扬：小腿后面，外踝后，昆仑直上7寸，承山穴外下方1寸处。

刮痧方法

① 面刮、平面按揉50次（轻度）

荨麻疹

症 状

荨麻疹俗称风疹块，是一种常见的过敏性疾病。临床主要表现为皮肤突然出现成块成团的风团，异常瘙痒。如发于咽喉，可致呼吸困难；发于肠胃可致恶心、呕吐、腹痛等症状。根据临床诊断要点可分为寻常性荨麻疹、寒冷性荨麻疹、日光性荨麻疹等。现代医学认为进食虾、蛋、奶，接触荨麻，吸入花粉、灰尘，虫蚊叮咬以及寒冷刺激、药物过敏等都可引起荨麻疹的发生。

◎注意事项

1 某些食物可能是荨麻疹诱因，例如海鲜，含有人工色素、防腐剂、酵母菌等人工添加剂的罐头、腌腊食品、饮料等。

2 喝酒、受热、情绪激动、用力等都会促进皮肤血管扩张，激发或加重荨麻疹。染发剂、橡皮手套、加香料的肥皂或洗涤剂、化纤和羊毛服装等，对于过敏体质的人都可能有不良刺激，应该尽量避免。

3 有些药物可以引起荨麻疹，如青霉素、四环素、氯霉素、链霉素、磺胺类药物、多黏霉素等抗生素，安乃近、阿司匹林等解热镇痛剂等，应慎重使用。

选定穴位

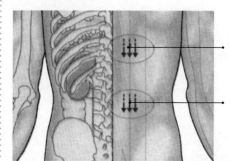

肝俞：背部，第9胸椎棘突下，旁开1.5寸。

肾俞：背部，第2腰椎棘突下，旁开1.5寸。

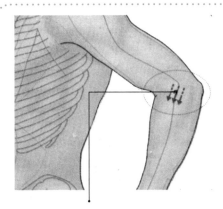

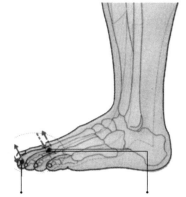

曲池：屈肘成直角，肘弯横纹尽头筋骨间凹陷处。

厉兑：足部，第2趾末节外侧，距趾甲角0.1寸处。

内庭：足背，当2、3趾间，趾蹼缘后方赤白肉际处。

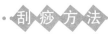 刮 痧 方 法

① 面刮、垂直按揉40次（轻度）

带状疱疹

症状

带状疱疹是由水痘带状疱疹病毒引起的急性炎症性皮肤病，在中医上称为"蛇丹"或"缠腰火丹"。主要表现为簇集水泡，沿一侧周围神经作群集带状分布，伴有明显神经痛。初次感染表现为水痘，以后病毒可长期潜伏在脊髓后根神经节，免疫功能减弱可诱发水痘带状疱疹病毒再度活动，沿周围神经生长繁殖并波及皮肤，发生带状疱疹。

◎注意事项

1 增强体质，提高抗病能力。坚持适当的户外运动或参加体育运动，以增强体质，提高机体抵御疾病的能力。

2　生活中遇到寒暖交替，要适时增减衣服，避免受寒引起上呼吸道感染。此外，口腔、鼻腔的炎症应积极给予治疗。

3　避免接触毒性物质，如化学品及毒性药物等。以防伤害皮肤，影响身体健康，降低机体抵抗力。

4　增进营养。多食豆制品，鱼、蛋，瘦肉等富含蛋白质的食物，以及新鲜的瓜果蔬菜，增强体质，预防发生与本病有直接或间接关系的各种疾病。

选定穴位

刮痧方法

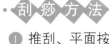

① 推刮、平面按揉40次（轻度）

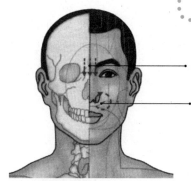

印堂：两眉头间连线与前正中线的交点处。

迎香：鼻翼旁开约1厘米皱纹中。

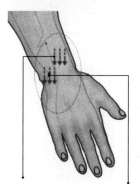

支沟：腕背横纹上3寸，尺骨与桡骨之间。

养老：前臂背面尺侧，当尺骨小头近端桡侧凹陷中处。

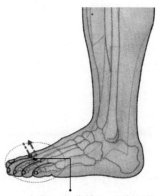

内庭：足背第2、3趾间缝纹端处。

银屑病

症　状

　　银屑病又称牛皮癣，中医又名"白疕"，是一种以皮肤出现红斑及伴有闪光的银白色脱屑为主要症状的皮肤病。这种疾病很常见而且易于复发，目前没有一种可以彻底根治此病的方法。按照临床表现，此病可以分为寻常型、红皮型等，其中以寻常型最为常见。

◎注意事项

1　预防感染。局部感染是诱发银屑病的重要因素，尤其是扁桃体发炎，与银屑病发作有密切关系，因此对于局部感染者需要积极治疗，必要时可使用相关抗生素。平时应注意锻炼身体，增强体质，提高机体的抗病能力，预防感染。

2　调整情绪。不良精神因素可以导致银屑病发病和复发。其中过度的精神紧张、性情急躁、情绪抑郁等精神因素为首要诱因。

3　防止过敏。避免各种刺激，注意生活规律。

选定穴位

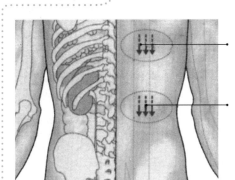

肝俞：背部，第9胸椎棘突下，旁开1.5寸。

肾俞：背部，第2腰椎棘突下，旁开1.5寸。

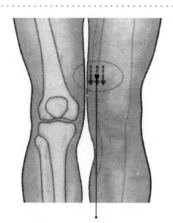

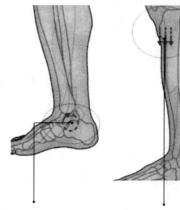

血海：大腿内侧，髌底内侧端上2寸，股四头肌内侧头的隆起处。

照海：内踝尖正下方凹陷处。

足三里：外膝眼下3寸，距胫骨前嵴1横指，当胫骨前肌上。

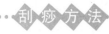

刮痧方法

① 推刮、平面按揉40次（轻度）

斑 秃

症状

斑秃俗称"鬼剃头"，是一种骤然发生的局部性斑片状的脱发性毛发病。斑秃病变处头皮正常，无炎症及自觉症状。本病病程非常缓慢，可自行缓解和复发。如果整个头部毛发全部脱落，称为全秃；如果全身所有毛发均脱落者，称普秃。此病与免疫力失调、压力突然加大有一定关系。

◎注意事项

1 尽量不用尼龙梳子和头刷，最理想的梳子是黄杨木梳和猪鬃头刷，既能去除头屑，增加头发光泽，还能按摩头皮，促进血液循环。

2 避免使用脱脂性强或碱性洗发剂，洗发剂应选用对头皮和头发无刺激性的酸性产品。

3 节制饮酒。白酒，特别是烫热的白酒会使头皮产生热气和湿气，引起脱发。

4 烫发、吹风会破坏毛发组织，损伤头皮，因此要避免经常吹风，烫发次数也不宜过多。

5 空调要适宜。空调的暖湿风和冷风都可成为脱发和白发的原因，空气过于干燥或湿度过大对保护头发都不利。

6 做好帽子、头盔的通风。头发不耐闷热，戴帽子、头盔的人会使头发长时间不透气，容易闷坏头发。

选定穴位

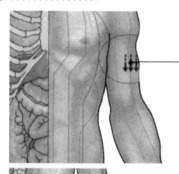

侠白：臂内侧面，肘横纹上5寸处。

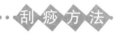

刮痧方法

① 推刮40次（轻度）

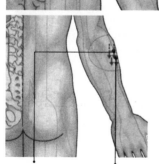

上廉：前臂背面桡侧，肘横纹下3寸。

下廉：前臂背面桡侧，肘横纹下4寸。

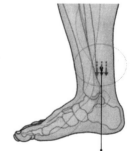

复溜：脚踝内侧中央上而止宽处，胫骨与跟腱间。

痤 疮

症 状

　　痤疮，又叫青春痘、粉刺、毛囊炎等，是由于毛囊及皮脂腺阻塞、发炎所引发的一种皮肤病。青春期时，体内的荷尔蒙会刺激毛发生长，促进皮脂腺分泌更多油脂，毛发和皮脂腺因此堆积许多物质，使油脂和细菌附着，引发皮肤红肿的反应。由于这种症状常见于青年男女，所以才称它为"青春痘"。其实，青少年不一定都会长青春痘，而青春痘也不一定只长在青少年的身上。

◎注意事项

1　积极预防和治疗便秘、习惯性腹泻、胃酸过多、溃疡等。这些疾病会导致体内毒素堆积、废物无法正常排出，导致嘴周围和法令纹两侧出现青春痘。

2　日常生活中注意头发、衣领的卫生，改掉托腮抠脸的毛病，化妆后要彻底卸妆、洗脸，及时搽防护日霜等。

3　养成合理健康的生活方式，合理饮食、保证睡眠品质、避免长期疲劳和烟酒过量。

4　谨慎服用口服避孕药、减肥药、催经药或含有溴化物、碘化物的药品，这些药物会刺激内分泌的失衡或引发毒素堆积，形成所谓"毒性暗疮"。

刮痧方法

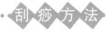
① 面刮、平面按揉40次（轻度）

选定穴位

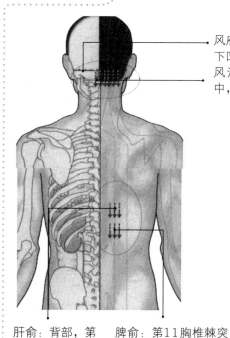

风府：后发际正中直上1寸，枕外隆突直下凹陷中。

风池：后头骨下，两条大筋外缘陷窝中，与耳垂齐平。

肝俞：背部，第9胸椎棘突下，旁开1.5寸。

脾俞：第11胸椎棘突下，旁开1.5寸。

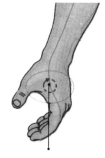

合谷：手背第1、2掌骨间，第2掌骨桡侧的中点处。

黄褐斑

症状

　　黄褐斑，也称肝斑，是面部黑变病的一种，是发生在面部的色素沉着斑。黄褐斑虽然无痛无痒，但却影响美容，往往会给患者带来精神上的压力和痛苦。现代医学认为，黄褐斑多由妇女妊娠、更年期内分泌紊乱、服用避孕药及日晒等原因引起；如结核病、肝脏病等慢性病也可引发黄褐斑。

◎ 注意事项

1　不要长时间在阳光下暴晒，外出时应戴遮阳帽或打遮阳伞，涂抹防晒霜。

2　多吃新鲜水果蔬菜，如芹菜、菠菜、黄花菜、黑木耳、藕、苹果、梨、西瓜等。

3　少食咖啡、葱蒜、桂皮、辣椒、花椒、酒等辛辣刺激性食物。

4　保持精神愉快，多运动，但要注意劳逸结合。

5　积极治疗慢性肝肾疾病，纠正月经不调，调节内分泌功能障碍等。

6　女性可停用口服避孕药，改用其他避孕方式。

选定穴位

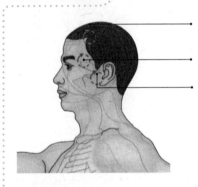

头维：额角发际上0.5寸，头正中线旁4.5寸处。

太阳：两眉梢后凹陷处。

下关：面部耳前方，当颧弓与下颌切迹所形成的凹陷中。

刮痧方法

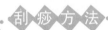

① 角刮、平面按揉60次（适度）

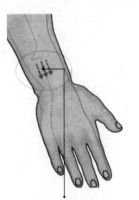

外关：前臂背侧，腕背横纹上2寸。

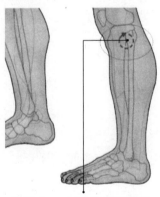

阳陵泉：小腿外侧的腓骨小头梢前凹陷中。